tdah en adultos

PROSPERANDO COMO MUJER CON HIPERACTIVIDAD Y DÉFICIT DE ATENCIÓN. ESTRATEGIAS DEFINITIVAS PARA EL MANEJO DE LA SOBRECARGA, EMOCIONES Y PENSAMIENTOS ACELERADOS.

ESTELLE ROSE

ROSALI PUBLISHING

Primera edición publicada por Editorial Rosali 2023

Derechos de autor © 2023 de Estelle Rose

Todos los derechos reservados. Ninguna parte de esta publicación puede ser reproducida, almacenada o transmitida en ninguna forma ni por ningún medio, electrónico, mecánico, fotocopiado, grabado, escaneado, ni tampoco distribuida sin el permiso escrito del editor. Es ilegal copiar este libro, publicarlo en un sitio web o distribuirlo por cualquier otro medio sin permiso. Estelle Rose afirma el derecho moral de ser identificada como la autora de esta obra.

Estelle Rose no tiene responsabilidad por la persistencia o exactitud de las URLs de sitios web externos o de terceros mencionados en esta publicación y no garantiza que cualquier contenido en dichos sitios web sea, o vaya a ser, preciso o apropiado.

Las designaciones utilizadas por las compañías para distinguir sus productos a menudo se reclaman como marcas comerciales. Todos los nombres de marcas y nombres de productos utilizados en este libro y en su cubierta son nombres comerciales, marcas de servicio, marcas comerciales y marcas registradas de sus respectivos propietarios. Los editores y el libro no están asociados con ningún producto o proveedor mencionado en este libro. Ninguna de las compañías mencionadas dentro del libro ha avalado el libro.

Este libro no constituye asesoramiento médico.

Primera edición.

índice

Introducción	v
Cómo Usar Este Libro	xiii
1. Mujeres Empoderadas Y Tdah	1
2. Mentalidad Empoderada	15
3. Cuerpo Empoderado	31
4. Cerebro Empoderado	57
Intermedio Empoderador	77
5. Emociones Empoderadas	79
6. Empoderada En Casa	95
7. Empoderadas En El Trabajo	111
8. Dinero Empoderado	127
9. Empoderamiento Social Y Romántico	137
Conclusión	153
Cómo Dejar Una Reseña	155
Sobre La Autora	159
Referencias	161

introducción

Era un ardiente día de agosto, de esos que hacen que tu piel suplique por un chapuzón en el agua fresca. Me había unido emocionada a mis amigos para un picnic en la playa largamente anticipado, soñando despierta con risas, comida deliciosa y la atmósfera despreocupada que solo el verano puede traer. Poco sabía que mis propias peculiaridades, como mujer con TDAH, estaban a punto de convertir este soleado día en una historia extraordinaria.

Mientras extendíamos nuestras mantas y desempacábamos las delicias, el pánico me envolvió como una ola. Había olvidado elementos esenciales: platos y cubiertos. Ahora, podrías pensar que simplemente correría de vuelta a casa a buscarlos. ¡Si solo mi vida pudiera ser tan simple!

"¿Realmente necesitamos platos y cubiertos?", pensé, mirando la tentadora variedad de ensaladas que había preparado meticulosamente. Pero en medio de mis cavilaciones, las inseguridades brotaban como flores silvestres en el jardín de mi mente. ¿Qué tal si era la rara del grupo, la inadaptada que no podía cumplir con las expectativas sociales más sencillas? Miré al grupo, sus risas y camaradería me recordaban mi perpetua sensación de no encajar del todo. ¿Alguien notaría si me ausentaba unos minutos? El miedo a perderme algo, a ser expuesta como la eterna rareza, tiraba de mis emociones.

Con una oleada de determinación, emprendí una caminata aparentemente sencilla hacia casa. Sin embargo, mi mente tenía otro plan para mí, tentando mi atención en cada esquina.

Mientras caminaba por el sendero bañado por el sol, mi teléfono vibró con una familiar notificación. Un recordatorio inofensivo para tomar mis suplementos, o eso pensé. Una notificación inocente llevó a otra, y antes de darme cuenta, me encontré sumergida en el abismo de la distracción. La curiosidad tentaba mis sentidos, atrayéndome más profundo al abismo digital.

Perdida en un laberinto de aplicaciones, mi misión original se convirtió en un recuerdo lejano. Los correos electrónicos demandaban mi atención como si contuvieran los secretos del universo. Y hablando de secretos, mi mente decidió que era el momento perfecto para explorar el mundo de la Disforia Sensitiva al Rechazo (DSR). Así que, como una viajera errante en el reino de internet, me entregué a un curso intensivo improvisado sobre DSR.

No fue hasta que volví abruptamente a la realidad que me di cuenta de que había descuidado a mis amigos durante demasiado tiempo. En un intento apresurado de enmendar las cosas, agarré un frisbee y un chal, mi mente un torbellino de prioridades en conflicto. Espera, ¿qué? ¿Un frisbee? Me alegra que sigas porque ¡no caminé todo el camino de regreso a casa para conseguir un frisbee! Pero entre todas las distracciones y la prisa repentina por reunirme con mis compañeros, los platos y cubiertos habían desaparecido de mis pensamientos.

Al regresar a la playa, me encontré con una mezcla de preocupación y diversión por parte de mis amigos. Al parecer, mi ausencia se había prolongado por una hora, dejándolos perplejos y ligeramente preocupados. Ofrecí una sonrisa de disculpas, mi cabello aún húmedo por una desventura en el muelle durante la marea alta —otro resultado de mis divagaciones inducidas por el TDAH. Mientras el agua goteaba de mi vestido empapado y el frisbee se aferraba a mi mano, decidí abrazar el humor de la situación.

Reunidos alrededor de la fogata crepitante, nos acomodamos en un círculo acogedor, las llamas proyectando un cálido resplandor en nuestros rostros. Y mientras relataba a mis amigos las historias de mi viaje impredecible, la risa llenaba el aire. Sin embargo, debajo de la charla ligera, reflexionaba sobre todas las luchas que enfrentamos como mujeres con TDAH.

Y de eso trata este libro. Pero no se equivoquen, amigas mías, esto no es solo una compilación de incidentes entretenidos. Esta es una guía de supervivencia llena de herramientas y trucos que me han ayudado a navegar por los mares turbulentos del TDAH y emerger más fuerte, más sabia y más decidida que nunca.

Más allá de la diversión y los juegos, comprendo tan bien tu dolor. En mi experiencia, el TDAH puede sentirse como si estuvieras intentando hacer malabares con un millón de cosas a la vez, y por más que lo intentes, simplemente no puedes mantener todas las bolas en el aire. El caos en tu vida, el trabajo doméstico, la organización, especialmente cuando también tienes que manejar la vida de quienes te rodean (como, ya sabes, los niños), puede sentirse abrumador, y es difícil no sentir que te estás ahogando en un mar de responsabilidades.

Conozco esos sentimientos muy bien: los pensamientos acelerados, la montaña rusa de emociones, los estados de ánimo que cambian en un instante. Todo esto puede hacerte sentir como si estuvieras en un videojuego loco y hubieras perdido el mando. Puede ser frustrante y agotador lidiar con ello, pero está bien sentirse abrumada por todo.

Pero por favor, ten en cuenta que no estás sola. Muchas de nosotras, mujeres con TDAH, nos sentimos limitadas por nuestra condición, como si no estuviéramos alcanzando nuestro máximo potencial. Sabes que tienes momentos de brillantez cuando sientes que puedes conquistar el mundo. Quiero decir, ¿recuerdas lo eficiente que fuiste la última vez que te hiperenfocaste en un proyecto? Pero tristemente, estos momentos pueden quedar eclipsados por las veces que te sientes completamente inútil. Es un equilibrio difícil de lograr, pero no tienes que resolverlo sola.

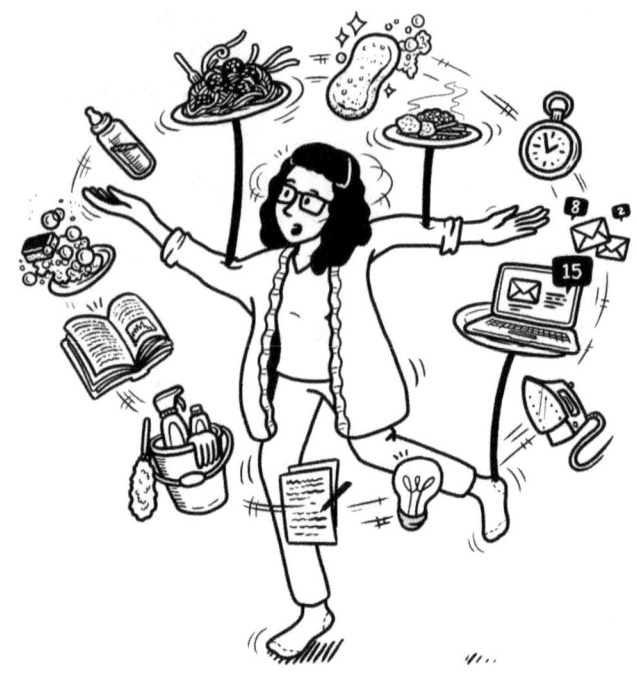

Solo recuerda que el TDAH no tiene por qué limitarte. Eres mucho más que tu diagnóstico, y con las herramientas y el apoyo adecuados, puedes aprender a manejar la abrumadora sensación, calmar tu mente, hacer las paces con tu cerebro y alcanzar tus metas tanto en el trabajo como en las relaciones.

Déjame decirte claramente: no te estoy vendiendo una píldora mágica. Este cambio no ocurrirá de la noche a la mañana, pero eres capaz de mucho más de lo que te das cuenta.

Quiero que sepas que hay esperanza y que este libro es tu guía en tu viaje hacia el manejo de tu TDAH y vivir una vida más plena. Dentro de estas páginas, encontrarás estrategias prácticas y pasos claros y accionables para ayudarte a manejar pensamientos y emociones abrumadoras. Aprenderás a navegar relaciones con amigos, familiares y profesionales y a comunicar eficazmente tus necesidades.

Este libro se basa en la investigación más reciente y en la información basada en evidencia sobre el TDAH, específicamente adaptada a las experiencias únicas de las mujeres. También hablaremos sobre estigmas sociales y hormonas. Es importante entendernos mejor, y exploraremos las formas en que el TDAH te afecta a ti y a tu vida. Pero no nos detendremos ahí: también veremos cómo aprovechar tus fortalezas del TDAH y empoderarte tal como eres.

Estas páginas te ayudarán a vivir con claridad y confianza, a pesar de los desafíos del TDAH. Encontrarás estrategias prácticas para mantener tus pensamientos acelerados bajo control, tu espacio organizado y tu confianza alta. Incluso abordaremos el "floordrobe" (ya sabes, ese montón de ropa en el suelo). Claro, aún podrías olvidar tus llaves de vez en cuando, ¡pero ya no será tan abrumador!

También exploraremos formas de mejorar tu autoestima y cultivar amor propio y autocompasión, la verdadera forma de autocuidado. Finalmente, aprenderás a hacer las paces con tu cerebro y darte el amor que mereces.

Después de leer lo que tengo preparado para ti, sentirás un alivio y empoderamiento que quizás no hayas sentido antes. Tendrás un nuevo entendimiento de tu TDAH, cómo te afecta y estrategias prácticas para manejarlo. Estarás mejor equipada para comunicar tus necesidades y abogar por ti misma. Te sentirás más segura en tu capacidad para manejar los desafíos del TDAH y podrás ver las fortalezas y el potencial que hay en ti.

Pero espera, ¡un momento! Puedes preguntarte, "¿Cómo sabrías lo que necesito?". Bueno, déjame decirte algo: estoy aquí como alguien que ha estado en tus zapatos.

Verás, soy una madre creativa y desordenada de dos hijos con un diagnóstico tardío de TDAH. He experimentado los desafíos y triunfos de primera mano. Como muchos con TDAH, ¡he tenido más cambios de carrera que un gato tiene vidas! La mayoría en industrias creativas. El patrón es familiar: la emoción, el aprendizaje intenso, la búsqueda de la carrera y la anticipación del siguiente desafío.

Fue hace siete años cuando una amiga me visitó durante la búsqueda de mi próxima carrera soñada. Ese día, declaró que debería convertirme en coach porque era muy buena empoderando a otros. Y así lo hice. Comencé a entrenar a jóvenes mujeres que se embarcaban en sus carreras creativas, guiándolas a través de mentalidad, autoestima, metas, productividad, responsabilidad y habilidades sociales. En el camino, compartí las herramientas transformadoras que había recopilado a lo largo de los años para navegar el mundo freelance con TDAH, y adquirí nuevas.

Pero más importante aún, he dedicado los últimos 27 años, si no toda mi vida, a experimentar conmigo misma. He perseguido una investigación interminable, devorado libros y completado entrenamientos y terapias. Recogí innumerables estrategias para manejar los síntomas del TDAH, incluso antes de entenderlos completamente como tales. Y ahora, estoy ansiosa por compartir esa riqueza de conocimientos contigo.

Además de eso, nací en París y viví en el Reino Unido durante 16 años y junto al mar durante 13 años. ¿Qué más? Ah, sí, prefiero más a los gatos que a los perros, y odio los pepinos. Espera... ¿estoy compartiendo demasiado? No nos desviemos en una tangente sobre gatos y pepinos.

De todas formas, podrías estar pensando para tus adentros, "Bueno, todo eso está muy bien, pero ¿cómo me ayudará todo esto?". Bueno, escúchame, amiga: a pesar de ser una persona de alto rendimiento (hola, enmascaramiento), solía sentirme agotada todo el tiempo y constantemente cambiaba de sentirme llena de energía a completamente fatigada. También me sentía retenida, como si debiera estar mucho más adelante y lograr mucho más.

Ahora, no solo he hecho las paces con mis tendencias desordenadas y dispersas, sino que también he aprendido a moderar los síntomas perjudiciales y abrazar mi maravilloso cerebro con TDAH. Hablando de las maravillas de los cerebros con TDAH, cuando me hiperenfoco en un tema, quiero aprender todo lo que hay que saber sobre él, y, por supuesto, ¡eso incluye el TDAH!

Ayudarte a vivir tu vida al máximo es de suma importancia para mí, porque tengo experiencia de primera mano en lo desafiante que puede ser manejar el TDAH. Conozco las luchas y victorias de vivir con esta condición. Pero también sé que es posible prosperar con el TDAH en lugar de simplemente sobrevivir. Por eso me apasiona compartir los trucos que pueden ayudarte a hacer que el TDAH trabaje contigo en lugar de en tu contra.

En resumen, estoy escribiendo el libro que desearía haber tenido cuando descubrí que podría tener TDAH. Desearía haber leído este libro cuando busqué formas de manejar el TDAH además de la medicación. Y "Las mujeres empoderadas empoderan a las mujeres". Creo que al compartir mis experiencias personales y estrategias, puedo ayudar a otras mujeres con TDAH a encontrar la paz y vivir vidas felices y plenas.

Este libro es mi forma de decirte que, sí, a veces te encontrarás trayendo de vuelta un frisbee en lugar de platos, ¡pero eso no tiene por qué impedirte tener el mejor picnic de tu vida! Con la mina de oro de conocimientos que he plasmado en estas páginas, aprenderás a convertir tus peculiaridades del TDAH en habilidades que te ayudarán a lo largo de tu vida.

¿Y sabes qué? No puedo esperar a ver las cosas increíbles que lograrás.

Así que sumerjámonos y comencemos juntas este viaje. Recuerda, no estás sola en esto: estoy aquí para apoyarte en cada paso del camino. ¡Hagamos que el TDAH trabaje con nosotras, no en contra nuestra!

ANTES DE EMPEZAR

Consigue tu
Paquete de Planificador para el TDAH,
el compañero perfecto de este libro,
para comenzar a tomar control de tu tiempo,
pensamientos acelerados y emociones
inmediatamente.

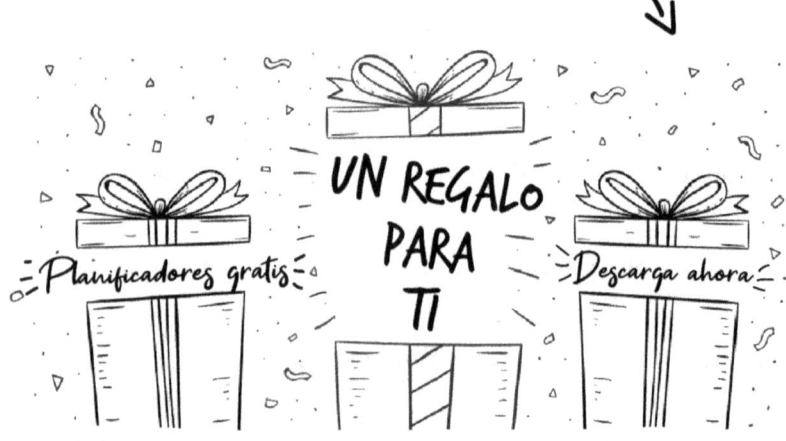

UN REGALO PARA TI
Planificadores gratis
Descarga ahora

DESCARGA AHORA

Sigue este enlace:
bit.ly/planificadoresempoderados

o escanea el código QR

cómo usar este libro

Permíteme darte algunos consejos antes de sumergirnos en lo más sustancioso.

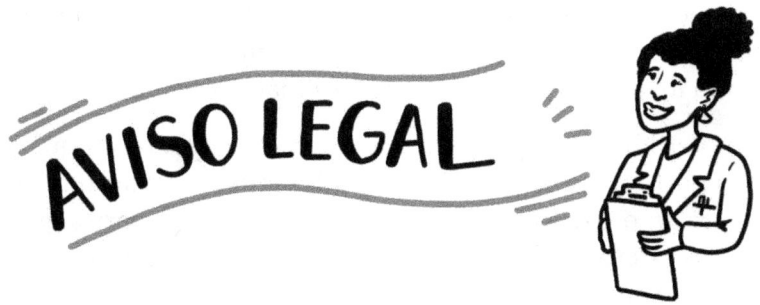

Primero lo primero: abordemos el elefante en la habitación. Este libro no sustituye un diagnóstico profesional, tratamiento o terapia. No soy psiquiatra, solo una compañera con TDAH compartiendo mis experiencias y estrategias que me han ayudado en el camino. Así que, por favor, NO dudes en buscar ayuda de un profesional médico cuando lo necesites.

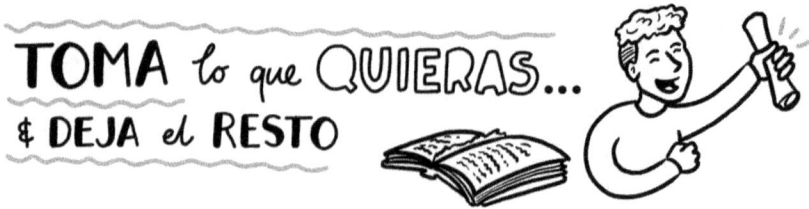

Puede que te sientas profundamente identificada con algunas de estas páginas. Así que toma las lecciones que encuentres invaluables, atesóralas y úsalas. Pero puede haber algunos síntomas que te parezcan menos relevantes para tu situación, así que siéntete libre de saltarte esas partes. No tienes que probar cada estrategia ofrecida en este libro.

Algunas estrategias son más prácticas que otras, dependiendo de lo que esté sucediendo en tu vida. Manejar los síntomas del TDAH es más complicado si eres una madre soltera manejando cuatro niños y dos trabajos. Pero estoy segura de que encontrarás las herramientas que necesitas independientemente. Así que cuando digo, "Encuentra lo que funciona para ti", también quiero decir, "Encuentra lo que funciona para ti en tu situación actual".

He escrito el libro con la idea de que se lea completo, así que los capítulos posteriores hacen referencia a los anteriores. Recomiendo leer el libro en orden pero avanzar más rápido en las partes que te sean menos relevantes y detenerte más en aquellas que realmente resuenen contigo.

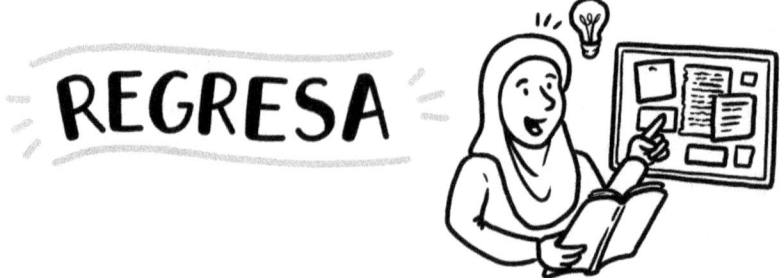

¿Esas partes que encontraste realmente útiles? Vuelve a ellas, revísalas más tarde, haz un chequeo contigo misma. Y las circunstancias a menudo cambian, así que estrategias que antes no eran relevantes para ti pueden volverse relevantes unos meses después. Así que sigue volviendo.

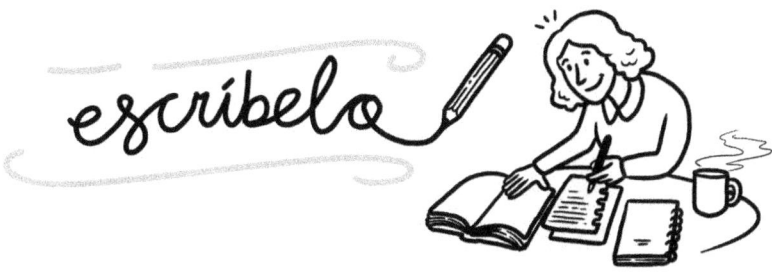

Mantener un diario junto a este libro puede ser una gran idea. Puedes anotar consejos y herramientas que aprendas y llevar un registro de lo que mejor funcione para ti. Es importante darle tiempo a las estrategias para que funcionen, así que sigue adelante si algo no funciona de inmediato.

Y recuerda, el viaje de cada persona con TDAH es único, así que lo que funciona para alguien más puede no funcionar para ti y viceversa. Toma las cosas un paso a la vez, y comienza con una estrategia antes de pasar a la siguiente. ¡Pequeños cambios pueden llevar a grandes mejoras a lo largo del tiempo!

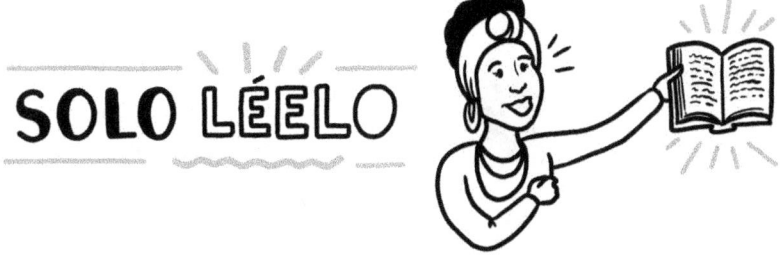

Simplemente al leer este libro y aprender sobre el TDAH, ya estás dando un gran paso hacia un mejor entendimiento de ti misma. Así que, no te sientas presionada a probar cada consejo y herramienta del libro. Simplemente entender cómo el TDAH te afecta como mujer, puede ser increíblemente empoderador y ayudarte a encontrar el camino correcto hacia adelante para ti misma. La autocompasión es clave, y buscar la ayuda adecuada siempre es una buena idea.

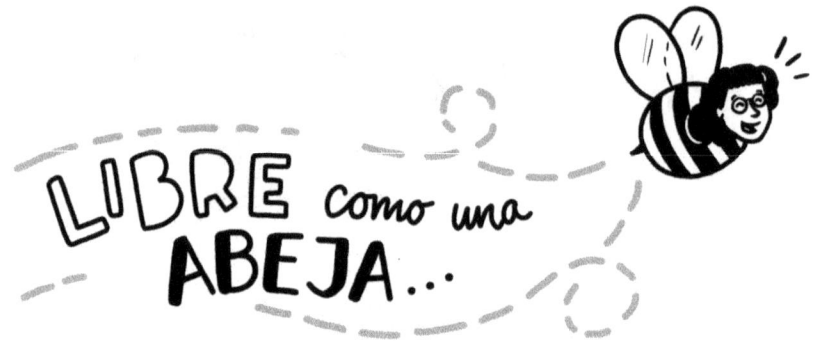

Ahora, verás que a veces menciono aplicaciones, libros o productos. Pero permíteme dejar claro que no tengo ningún interés personal en recomendarlos, ¿de acuerdo? No tengo acciones ni esquemas de referidos con ellos. Soy solo yo compartiendo algunas aplicaciones y otras herramientas que he probado y encontrado útiles. Además, la mayoría de las aplicaciones son gratuitas.

Así que toma lo que necesites, pruébalo y no tengas miedo de explorar cosas por tu cuenta. Recuerda, un diagnóstico de TDAH no es el fin. De hecho, es solo el comienzo, así que comencemos juntas este viaje.

CAPÍTULO UNO

mujeres empoderadas y tdah

ENTENDER EL TDAH, ENTENDERSE A UNA MISMA

El TDAH, también conocido como Trastorno por Déficit de Atención e Hiperactividad, es una condición neurológica que afecta tanto a niñas como a adultas. Piénsalo como tener un cerebro ruidoso que no puede quedarse quieto, como un cachorro súper emocionado que solo quiere saltar y correr todo el tiempo (y a veces perseguir su propia cola).

En términos simples, las personas con TDAH pueden luchar con cosas como prestar atención, mantenerse organizadas y controlar impulsos. A menudo somos mega-olvidadizas, fácilmente distraídas y tenemos problemas para completar tareas.

Pero no has tomado este libro para escuchar eso. Ambas sabemos que tus síntomas de TDAH son mucho más complicados que eso. ¡Diablos, ambas sabemos que tu vida es mucho más complicada que eso! Pero no te preocupes. Vamos a echar un vistazo más de cerca al TDAH. ¿Por qué? Porque entender el TDAH es el primer paso para manejarlo.

1. ¿QUÉ ES EL TDAH?

Antes de sumergirnos en la complejidad de los síntomas, comencemos con lo básico, ¿de acuerdo?

Los Fundamentos

La causa habitual dada para el TDAH es un desequilibrio de dos neurotransmisores claves en el cerebro: la norepinefrina y la dopamina.

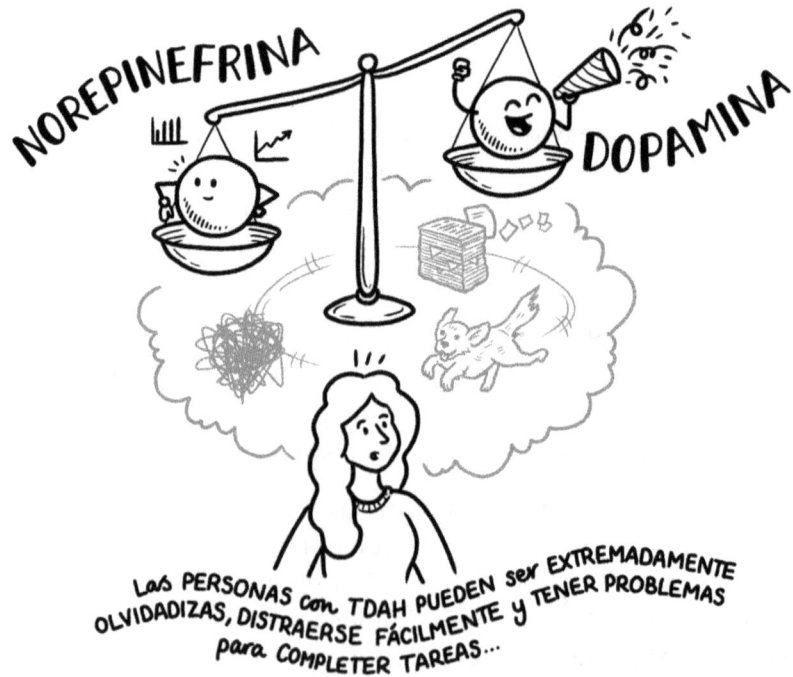

Las personas con TDAH pueden ser extremadamente olvidadizas, distraerse fácilmente y tener problemas para completer tareas...

Norepinefrina

La norepinefrina es una hormona que ayuda a regular la atención, la alerta, el ánimo, la memoria y nuestro ciclo de sueño-vigilia.

Puede que hayas oído hablar de ella bajo su otro nombre, la noradrenalina. Estoy segura de que ya puedes ver cómo sus funciones se relacionan con los síntomas del TDAH, ya que nuestros cerebros con TDAH pueden no producir suficiente de esta hormona.

Dopamina

La dopamina, por otro lado, es un químico que ayuda a las células nerviosas a comunicarse entre sí. Además de la memoria y el ánimo, también regula la motivación, el movimiento y la adicción. Ves, la dopamina es importante en nuestro sistema de recompensa. Se libera cuando hacemos algo agradable, como comer chocolate o recibir "me gusta" en las redes sociales, lo que luego nos motiva a buscar esa recompensa nuevamente.

En personas con TDAH, el cerebro puede no producir suficiente dopamina, y puedes ver inmediatamente la asociación con los síntomas clásicos del TDAH, ¿verdad?

En resumen, el TDAH es causado por un desequilibrio de norepinefrina y dopamina en el cerebro. Te digo todo esto porque entender la biología subyacente del TDAH puede ayudarnos a desarrollar estrategias efectivas para manejar sus síntomas.

FICCIÓN VS. REALIDAD

¡Vaya, hay muchas ideas erróneas cuando se trata de TDAH! Vamos a sumergirnos y separar la ficción de la realidad.

> Ficción: El TDAH es solo una excusa para el mal comportamiento.

> Realidad: No, lo siento, eso simplemente no es cierto. El TDAH es una condición neurológica real que afecta cómo el cerebro procesa la información y regula la atención y el comportamiento.

> Ficción: El TDAH sólo afecta a niños hiperactivos.

Realidad: Aunque la hiperactividad es uno de los síntomas distintivos del TDAH, también puede manifestarse como falta de atención o impulsividad. ¿Y adivina qué? El TDAH no desaparece mágicamente una vez que alcanzas la edad adulta.

Ficción: El TDAH sólo afecta a los niños.

Realidad: ¡Si tan solo! Durante mucho tiempo, el TDAH se consideró una condición de niños. En el mejor de los casos, se consideraba un problema de niños y hombres. Pero ahora sabemos que el TDAH también afecta a niñas y mujeres, algo de lo que vamos a profundizar.

Ficción: El TDAH es causado por mala crianza o demasiado tiempo frente a pantallas.

Realidad: Lo siento, Charlie, pero eso simplemente no es cierto. Si bien los factores ambientales como la crianza y el tiempo frente a pantallas, pueden ciertamente influir en el comportamiento de un niño, no causan el TDAH. El TDAH es una condición compleja con un componente genético, lo que significa que probablemente se hereda de uno o ambos padres.

Ficción: Las personas con TDAH no pueden concentrarse en nada.

> Realidad: Aunque la dificultad con el enfoque y la atención es un síntoma clave del TDAH, no es tan blanco y negro como "no poder concentrarse en nada". Las personas con TDAH pueden tener dificultades para mantener la atención en tareas que no les interesan. Sin embargo, a menudo pueden hiperconcentrarse en tareas que encuentran estimulantes o agradables.

> Ficción: La medicación es el único tratamiento para el TDAH.

> Realidad: Si bien la medicación puede ser una herramienta eficaz para manejar los síntomas del TDAH, de ninguna manera es la única opción y a menudo no es suficiente por sí sola. De hecho, la mayoría de los psiquiatras también recomendarán cambios en el estilo de vida. Y tienes suerte porque de esto se trata este libro: estrategias no médicas para manejar tu TDAH.

> Ficción: Todos tienen síntomas de TDAH, como olvidar cosas o procrastinar.

> Realidad: Hasta cierto punto, sí. Pero no en el mismo grado, y puede ser muy poco útil, incluso hiriente, escuchar esto mientras se intenta obtener un diagnóstico. Como veremos pronto, tener TDAH es mucho más que olvidar las llaves del coche.

Ahí lo tienes. La próxima vez que alguien intente darte una charla sobre tu condición, tendrás algunas respuestas preparadas.

Las Causas

Hablemos de las causas del TDAH, y no, no es porque bebiste demasiado refresco cuando eras niño.

La verdad es que el TDAH es una condición compleja con muchos factores en juego. Algunas posibles causas incluyen la genética, la química cerebral y factores ambientales como la exposición prenatal a toxinas.

Pero honestamente, es como intentar desenredar un nudo de espaguetis. No hay una causa simple, y probablemente sea una combinación de diferentes factores únicos para cada individuo.

La controversia

Aunque tenemos algunas ideas sobre las posibles causas del TDAH, es importante señalar que los orígenes exactos de la condición aún se debaten en la comunidad científica.

Algunos expertos creen que está causado principalmente por factores genéticos, mientras que otros sugieren que factores ambientales como la dieta o el trauma en la primera infancia, podrían desempeñar un papel.

Para complicar aún más las cosas, los síntomas del TDAH a veces pueden confundirse con otras condiciones, lo que enturbia las aguas cuando se trata de diagnóstico y tratamiento.

¿Hereditario o no?

Imagina esto: estás sentada a la mesa con tu familia, y de repente tu tía anuncia que siempre ha tenido problemas con la atención y la organización, ¡justo como tú! ¿Es posible que el TDAH sea hereditario?

La respuesta corta es sí: hay evidencia sólida que sugiere que la genética puede desempeñar un papel crucial en el desarrollo del TDAH. Pero aquí es donde las cosas se complican un poco: no es 100% seguro, y no todos los casos de TDAH son hereditarios.

De hecho, un estudio publicado en la revista Lancet, sugiere que sólo alrededor de la mitad de todos los casos de TDAH están vinculados a factores genéticos. La otra mitad puede ser causada por factores ambientales. Los investigadores explican que "el TDAH es altamente heredable y multifactorial; múltiples genes y factores no heredados contribuyen al trastorno".

Así que no es un caso claro de naturaleza versus crianza: es un poco de ambos y probablemente una mezcla única para cada uno de nosotros.

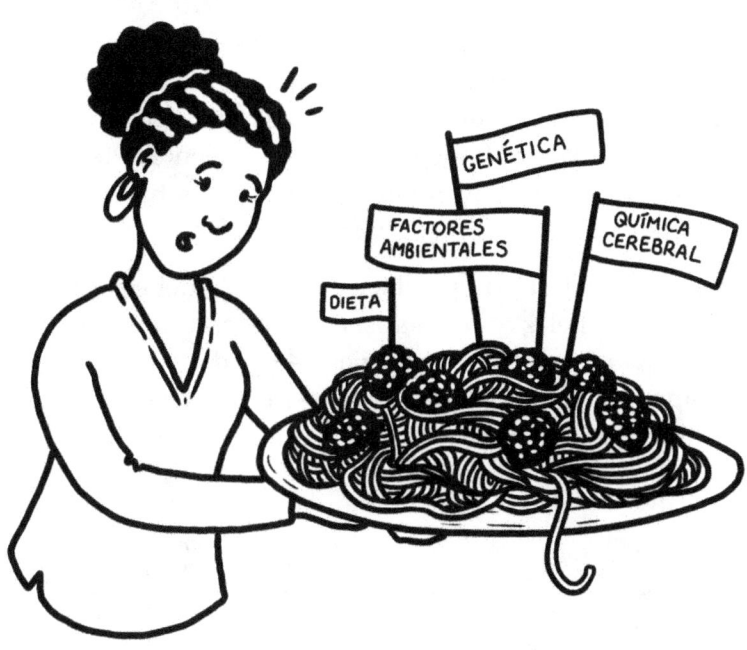

Las Comorbilidades Mórbidas

¿Sabías que hasta el 70% de las personas con TDAH tienen al menos una condición comórbida? Así es, el TDAH le encanta acompañarse de otras condiciones como ansiedad, depresión y trastornos de aprendizaje. ¡Son un paquete completo!

Si vives con TDAH, probablemente no te sea ajeno el concepto de comorbilidad, es decir, la idea de que el TDAH a menudo coexiste junto con otras condiciones. Es como tener un compañero de aventuras, pero en lugar de Batman y Robin, es TDAH y [inserta otra condición aquí].

Algunas de las compañías (comorbilidades) más comunes del TDAH incluyen trastornos de aprendizaje (dislexia, discalculia, etc.), ansiedad, depresión, trastorno del procesamiento sensorial y trastorno negativista desafiante. Es como jugar un gigante juego de Tetris en nuestras cabezas, y las piezas ni siquiera encajan.

Pero aquí está la cosa: aunque lidiar con más de una condición a la vez puede ser frustrante, reconocer la comorbilidad en realidad es algo bueno. ¿Por qué? ¡Por la misma razón que podrías querer un diagnóstico de TDAH! Significa que puedes enfocarte en ello y buscar tratamientos efectivos que aborden todos tus síntomas, no solo algunos de ellos.

Así que, aunque el TDAH pueda ser la estrella del espectáculo, no te olvides de sus fieles compañeros. Pueden estar causando algunos problemas, pero con las estrategias y ayuda adecuadas, todos pueden aprender a trabajar juntos en perfecta armonía (o al menos un poco más pacíficamente).

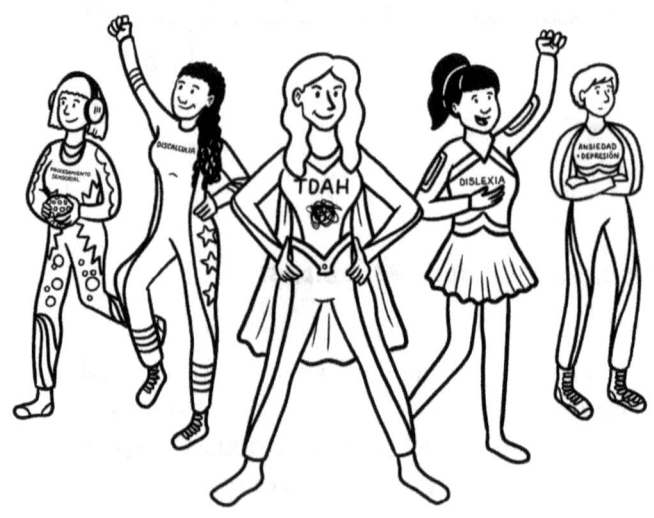

Los Subtipos

Las personas con TDAH vienen en todas las formas y tamaños, y como sabemos, todas somos diferentes. Hay muchas razones por las que mis síntomas de TDAH pueden verse muy diferentes a los síntomas de TDAH de mi sobrino de 10 años. Una de ellas podría ser que nuestro tipo de TDAH sea diferente. ¡Entren los subtipos de TDAH! Cada uno con su propio conjunto único de peculiaridades y desafíos.

Tipo inatento

A veces llamado el tipo "soñador". Si tienes el tipo inatento de TDAH, podrías tener dificultades para prestar atención a los detalles, seguir adelante con las tareas y mantenerte organizado. Pero en el lado positivo, podrías tener una imaginación vívida y un talento para pensar de manera innovadora.

Tipo hiperactivo-impulsivo

Si tienes el tipo hiperactivo-impulsivo de TDAH, siempre estás en movimiento y puede que te resulte bastante difícil quedarte quieta. Probablemente estés constantemente inquieta y retorciéndote. También podrías expresar tus pensamientos sin pensar primero, lo que puede meterte en problemas. Pero oye, al menos tienes mucha energía y probablemente un metabolismo alto, ¿verdad?

Tipo combinado

Como sugiere el nombre, este tipo de TDAH combina los otros dos tipos. Si tienes TDAH del tipo combinado, podrías tener dificultades tanto con la falta de atención como con la hiperactividad/impulsividad. Así que, ¡buena suerte, amiga! No, es broma. Como todos los tipos, se trata de conocerte a tí misma y desarrollar las estrategias que funcionen para ti.

Al igual que todos tenemos nuestras huellas dactilares únicas, todos tenemos nuestras propias experiencias únicas con el TDAH. Tenemos diferentes síntomas, diferentes fortalezas y diferentes luchas. Lo que funciona para una persona puede no funcionar para otra. Es como un libro de elige tu propia aventura, excepto que es tu propio viaje con el TDAH. Así que no te enredes demasiado comparándote con las demás o sintiendo que no estás haciendo el TDAH "correctamente". No hay una forma correcta o incorrecta de tener TDAH: se trata de encontrar lo que funciona para ti.

2. Mujeres y el TDAH

Entonces, planteemos la pregunta que todas hemos estado esperando: ¿qué significa ser mujer en relación al TDAH? ¿Por qué se diagnostica a las mujeres más tarde en la vida? ¿Y cuál es el problema con esas hormonas tan molestas? ¡Estamos a punto de sumergirnos de lleno en todo esto!

Mujeres

Bueno, primero que nada, aclaremos una cosa: cuando digo "mujer", me refiero a cualquier persona que se identifique como mujer, sin importar el género que se le asignó al nacer. Esto incluye a mujeres trans, personas de género no conforme, y cualquier otra persona que sienta que pertenece aquí. Eres bienvenida aquí porque sabemos que el TDAH no discrimina basado en la identidad de género.

De hecho, un estudio de revisión sobre "El aumento de la variabilidad de género en los trastornos del espectro autista y el trastorno por déficit de atención e hiperactividad" publicado en 2014, afirma que "la evidencia sugiere una sobrerrepresentación de los trastornos del espectro autista (TEA) y dificultades de comportamiento entre las personas referidas por cuestiones de género". Básicamente, las personas transgénero o de género no conforme (TGNC) pueden experimentar el TDAH a tasas más altas que las personas cisgénero. Los individuos TGNC pueden enfrentar desafíos adicionales y estrés que pueden exacerbar los síntomas del TDAH, como la discriminación, el aislamiento y la falta de acceso a servicios de atención médica de apoyo.

Y hay aún más evidencia. Un estudio publicado en el Journal of Autism and Developmental Disorders, encontró que los jóvenes transgénero y no binarios tenían más probabilidades de mostrar síntomas de TDAH que los jóvenes cisgénero. Otro estudio publicado en el Journal of Consulting and Clinical Psychology, encontró que los adultos transgénero tenían significativamente más probabilidades de informar síntomas de inatención, hiperactividad e impulsividad en comparación con los adultos cisgénero.

Las razones de este desequilibrio son complejas y aún no se comprenden completamente, pero pueden incluir una combinación de factores genéticos y ambientales. Los tratamientos hormonales, como la terapia de reemplazo hormonal, también pueden afectar la química cerebral y potencialmente impactar los síntomas del TDAH.

En general, se necesita más investigación para comprender completamente la relación entre el TDAH y la identidad de género. Sin embargo, está claro que los individuos TGNC pueden enfrentar desafíos únicos al manejar los síntomas del TDAH.

Oh, y hola, cis-hombres. No dejes que el título de este libro te espante. Aunque está escrito pensando en mujeres con TDAH, eso no significa que no estés permitido aquí. Si has estado luchando con la abrumadora sensación, teniendo pensamientos acelerados y sintiéndote limitado por el TDAH, y piensas que puedes beneficiarte de las estrategias aquí presentadas, entonces estás en el lugar correcto. Y si quieres leer este libro para apoyar a las mujeres con TDAH en tu vida, también eres muy bienvenido a quedarte.

¿Por qué se diagnostica a las mujeres más tarde?

Bueno, el mundo del diagnóstico del TDAH es un poco como una búsqueda del tesoro, y desafortunadamente para las mujeres, el cofre del tesoro suele estar enterrado bastante profundo. No es que las mujeres sean malas buscando tesoros; es solo que el mapa fue dibujado para alguien más.

Históricamente, el TDAH ha sido considerado un trastorno de niños, por lo que cuando las mujeres presentan síntomas que no encajan en el molde típico, los médicos pueden ser rápidos en descartar la posibilidad de TDAH. Pero afortunadamente, el mapa está comenzando a actualizarse. El TDAH está siendo cada vez más reconocido en mujeres, y el índice de diagnóstico está avanzando lentamente para alcanzarlo.

Falta de investigación

Debido a que el TDAH se consideraba un trastorno que afectaba principalmente a los hombres, gran parte de la investigación se centró en ellos. Como resultado, los síntomas del TDAH en mujeres a menudo se pasaron por alto o se diagnosticaron erróneamente como otra cosa.

Afortunadamente, ahora se está investigando más para comprender mejor cómo el TDAH afecta a las mujeres, lo que lleva a diagnósticos más precisos y mejores opciones de tratamiento. Así que, si eres una mujer que sospecha que podría tener TDAH, no pierdas la esperanza y habla con tu médico. Hay una comprensión y reconocimiento crecientes de cómo se presenta el TDAH en las mujeres, y con el apoyo adecuado, puedes prosperar.

Normas sociales

¿Alguna vez has oído hablar de la narrativa de la "niña buena"? La idea es que las niñas deben ser tranquilas, organizadas y obedientes. Es una construcción social que se nos ha inculcado desde una edad temprana. No es de extrañar que las niñas con TDAH a menudo no sean diagnosticadas hasta más tarde en la vida. Después de todo, si no estás causando problemas y te va bien o lo suficientemente bien en la escuela, ¿quién pensaría en buscar algo como el TDAH?

Pero a medida que crecemos y asumimos más responsabilidades, las demandas sobre nuestras habilidades funcionales aumentan. El trabajo, la familia y las relaciones nos exigen estar organizadas y enfocadas. Y para las mujeres, es a menudo cuando los síntomas del TDAH comienzan a ser más notables. Ese fue ciertamente mi caso.

Es importante recordar que la narrativa de la "niña buena" es solo eso: una narrativa. No se basa en hechos ni en ciencia. Y ciertamente no significa que las niñas no puedan tener TDAH.

HORMONAS

Bien, hablemos de las hormonas. Pueden afectar tantas cosas en nuestros cuerpos y mentes: nuestro estado de ánimo, piel y niveles de energía... así que no es sorpresa que también afectarán nuestros síntomas del TDAH.

Para aquellas de nosotras que menstruamos, nuestros síntomas del TDAH pueden empeorar durante ciertos momentos del mes (¡hola, síndrome premenstrual!), y para aquellas de nosotras que pasan por la menopausia, puede ser todo un nuevo juego.

Pero aquí está la cosa: a pesar de que las hormonas pueden tener un gran impacto en nuestro TDAH, no siempre se toman en consideración cuando se trata de medicación o tratamiento en general. Es como si nuestras hormonas fueran solo un pensamiento posterior: "Oh sí, esas podrían tener un efecto, supongo". Necesitamos más estudios e investigación para comprender realmente cómo las hormonas impactan nuestro TDAH y cómo podemos manejarlo mejor.

Pero no te preocupes; profundizaremos mucho más en cómo las hormonas pueden afectar el TDAH y qué podemos hacer al respecto cuando lleguemos al Capítulo 5.

Síntomas del TDAH en Mujeres

Una revisión de investigación publicada en el Journal of Abnormal Child Psychology en 2021, investigó las diferencias de género en los síntomas y el deterioro del TDAH en una amplia muestra comunitaria. Se encontró que "Las mujeres tienen más probabilidades de presentar síntomas de inatención y problemas internalizantes asociados".

Por lo tanto, es más probable que las mujeres con TDAH presenten el tipo predominantemente inatento, lo que significa que pueden tener problemas con el enfoque, la organización, la gestión del tiempo y el olvido. También tendemos a experimentar más síntomas internos. Puede parecer que estamos soñando despiertas o que nos distraemos fácilmente (ya sabes, por objetos brillantes o pajaritos volando).

Además, las mujeres pueden desarrollar mecanismos de afrontamiento, como el perfeccionismo y el complacer a los demás, que pueden enmascarar sus síntomas de TDAH. Esto es importante tenerlo en cuenta porque es otra razón para los diagnósticos tardíos. Puede dificultar que los profesionales de la salud identifiquen los síntomas y llevar a que las mujeres sean diagnosticadas erróneamente con ansiedad o depresión en lugar de TDAH.

Aquí hay solo algunos ejemplos de síntomas de TDAH que las mujeres podrían experimentar:

- Olvidar citas importantes, reuniones y fechas límite, es tu especialidad.
- Sentir que estás constantemente llegando tarde, sin importar cuánto te esfuerces por ser puntual.
- Perder constantemente tus llaves, teléfono, cartera y otros artículos importantes.
- Comenzar una tarea con todo el entusiasmo del mundo, solo para abandonarla a mitad de camino y pasar a otra cosa.
- Procrastinar hasta el último minuto, luego trabajar como una loca para cumplir con la fecha límite.
- Distraerte fácilmente con tu entorno (de vuelta al pajarito).
- Luchar para seguir conversaciones, especialmente en entornos ruidosos o concurridos.
- Sentirte abrumada por incluso pequeñas tareas, como hacer una lista de la compra o lavar los platos.
- Luchar para mantenerte organizada, tanto en tu espacio físico como en tus pensamientos.
- Hablar a un ritmo acelerado e interrumpir a otros sin darte cuenta.
- Sentir que siempre estás en tu cabeza y no puedes apagar tus pensamientos.

Y eso es solo la punta del iceberg. Si algo de esto te suena familiar, ¡podrías querer seguir por aquí! Y no, no tienes que marcar todas las casillas para ser parte del club.

CAPÍTULO DOS
mentalidad empoderada

CAMBIA TU MENTALIDAD, ABRAZA LA NEURODIVERSIDAD Y APRENDE A AMAR EL TDAH

¡Bienvenidos al capítulo que prueba que eres absolutamente fabulosa, querida! Sí, has leído bien. A pesar de lo que la sociedad pueda haber dicho, tener TDAH no significa que estés rota. De hecho, hay muchas razones para amar el TDAH. Te daré 15 razones en un momento, pero honestamente, hay muchas más.

Este capítulo también te proporciona el trasfondo sociológico del TDAH, así que al final, te sentirás como si tuvieras una comprensión más profunda de ti misma y de tu lugar en el mundo. Así que prepárate para sentirte empoderada y emocionada de tomar acción, porque los siguientes capítulos se vuelven cada vez más prácticos. Pero no servirá de nada sin adoptar la mentalidad adecuada. Así que comencemos con eso.

1. 5 Estrategias para Cambiar Tu Mentalidad

"Mentalidad" es una palabra que se usa mucho. Es un poco una palabra de moda, y si te hace fruncir el ceño, por favor, solo aguanta conmigo un segundo. En términos simples, tu mentalidad es cómo te ves a ti misma y al mundo que te rodea. Son los valores y sistemas de creencias que están arraigados en tu mente. ¿Y adivina qué? Estos tienen un impacto en cómo piensas, sientes y te comportas.

Así que tener una mentalidad positiva puede hacer una gran diferencia en cómo abordas los desafíos y contratiempos no solo en tu vida, sino también con tus síntomas de TDAH.

Con una mentalidad positiva, es más probable que reformules tus pensamientos para enfocarte en el crecimiento y el progreso, en lugar de quedarte atrapada en el diálogo interno negativo. Así que ponte tu capa de positividad y prepárate para ver las mentalidades que te ayudarán a trabajar con tu TDAH.

Soy consciente de que toda esta charla sobre la mentalidad puede sonar muy etérea, ¡pero hay pruebas reales! Muchos estudios han demostrado el impacto de la mentalidad en la resiliencia, incluido uno reciente de Michael Wolcott, publicado en Medical Education, que examina el papel de la mentalidad en el proceso de curación en la atención médica. Afirma que la mentalidad de crecimiento es "una forma de afinar nuestros motores y mejorar nuestras millas por galón (o kilómetros por litro, dependiendo de tu ubicación) que nos impide agotar nuestros tanques."

De hecho, ¡es aún mejor! Nuestros cerebros son como Play-Doh que nunca se endurece. Podemos moldearlo y darle forma a lo que queramos. Y sí, incluso si tenemos TDAH.

De una forma más científica, la neuroplasticidad es la capacidad del cerebro para cambiar y adaptarse con el tiempo. Antes se pensaba que el cerebro dejaba de desarrollarse después de la infancia, pero un importante estudio realizado por un equipo de la Escuela de Medicina de Harvard, a principios de los 2000 ha demostrado que es realmente maleable, incluso en la edad adulta.

¡Así que eso significa que podemos reconfigurar nuestros cerebros en cualquier momento, gracias a la neuroplasticidad! ¿No estás emocionada de que podemos desarrollar nuevas vías neuronales y cambiar cómo pensamos y nos comportamos, sin importar la edad que tengamos? ¡Yo sí!

Esto es especialmente importante para nosotras con TDAH, porque significa que aún podemos hacer cambios y mejorar nuestras vidas a pesar de haber sido diagnosticadas tarde y tener años de lucha. No es una fatalidad, nuestros cerebros no están fijos en piedra, y aunque no podemos curar el TDAH, tenemos la capacidad de hacer cambios y mejorar nuestro funcionamiento y vivir una vida mejor.

¿Convencida? ¿Interesada en desarrollar una mentalidad de crecimiento? ¡Genial! Echemos un vistazo a cinco estrategias simples:

1. Tu pasado no predice tu futuro

¡Llegar tarde a la fiesta del TDAH no es un gran problema! Aunque es posible que nos hayamos perdido información importante que podría haber ayudado en la infancia, probablemente hayamos desarrollado mecanismos de afrontamiento que nos han ayudado a llegar hasta aquí. Así que, en lugar de vivir en el pasado, celebremos que ahora podemos enfocarnos en crear un futuro más brillante y amable para nosotras mismas. Nunca es demasiado tarde. En serio, conocí a una mujer que fue diagnosticada a los 72 años, así que si puedes superar eso, por favor ponte en contacto.

Ahora, acompáñame a darnos un gran abrazo y reconocer que nuestro pasado no nos define. No estamos rotas y ahora que sabemos cómo se llama, podemos empezar a abordar el TDAH y explorar nuevas herramientas y estrategias para prosperar.

2. Compárate contigo misma

Es fácil mirar el feed de redes sociales de alguien y pensar: "¡Vaya, lo tienen todo bajo control! ¡Su vida es perfecta!" Pero déjame contarte un pequeño secreto: nadie lo tiene todo resuelto. Y estoy segura de que sabes que las publicaciones en redes sociales están altamente editadas y a menudo no reflejan la vida real de alguien con precisión. Te diré un secreto aún más grande: escribir un libro al respecto no significa que lo tengas todo bajo control tampoco. Pero no se lo digas a nadie, ¿de acuerdo?

La verdad es que todos tenemos nuestras propias luchas individuales que a menudo son invisibles para las personas que nos rodean. ¡Y está bien! Comparar los síntomas de cada uno en busca de validación e inspiración es genial, pero también necesitamos centrarnos en nuestro propio viaje y crecimiento. Mide el progreso de acuerdo con tu propio cronograma, no con los resultados de tus pares.

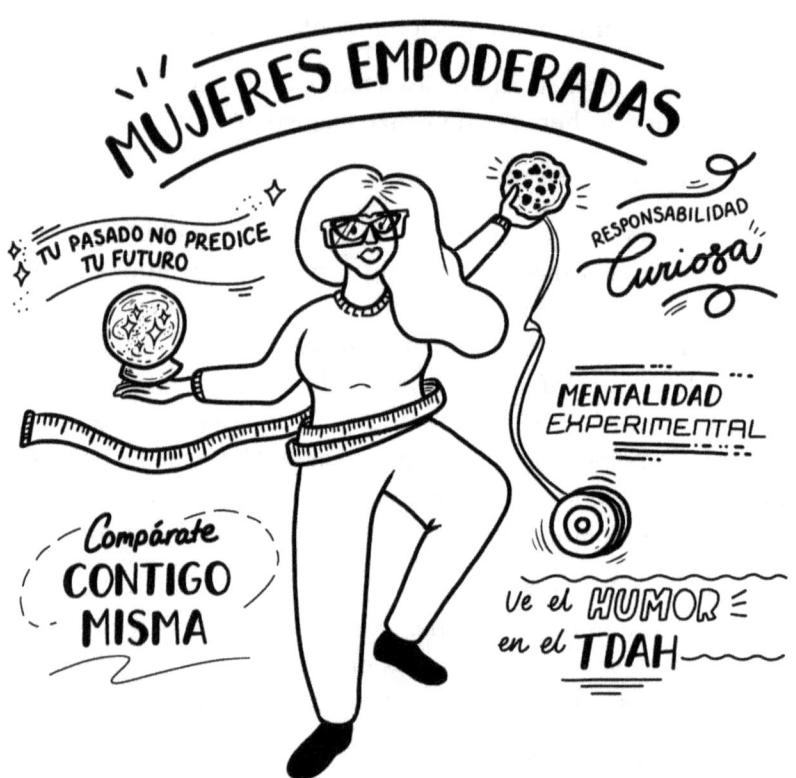

3. Ver el humor en el TDAH

Tener TDAH a veces puede sentirse como un yo-yo, excepto que tú eres el yo-yo y no la mano que lo controla. Un momento estás hiperenfocado y haciendo las cosas a la velocidad de la luz; al siguiente, te distraes fácilmente y luchas por mantenerte en la tarea. Pero no nos castiguemos por eso; adoptemos la filosofía de "oh, bueno".

En el pasado, cuando olvidaba traer algo, como cubiertos a un picnic, solía frustrarme mucho conmigo misma y decir cosas como:

"¡Qué idiota!" o "¡Soy tan estúpida!" Ahora intento ver el humor en ello. Trato de pensar: "Oh, bueno, mi cerebro estaba ocupado con algo más", ¡y está bien!

Así que, abraza tus peculiaridades y usa "oh, bien", para reírte de los altibajos de tener TDAH. Y recuerda, no estás sola en este viaje.

4. Mentalidad experimental

Digamos que estás intentando hacer galletas. Incluso si has encontrado la receta perfecta, tu horno es único y tendrás que experimentar con el tiempo y la temperatura de cocción.

¿Alguien dijo galletas? Mmm... Galletas...

Bien, volvamos a la mentalidad experimental.

Así que es lo mismo que una nueva receta; adoptar una mentalidad experimental significa probar diferentes enfoques y estrategias para los problemas de la vida y encontrar lo que mejor funciona para tu horno único. ¡Eh, lo siento, quise decir vida!

Así que es hora de cambiar la capa de superhéroe por una bata de laboratorio y gafas y pretender que eres el científico principal en el experimento de la vida. Puedes probar nuevas técnicas, evaluar su efectividad y ajustarlas hasta que funcionen para ti.

5. Responsabilidad curiosa

Puedes mantener puestas tus gafas, porque la responsabilidad curiosa va de la mano con una mentalidad experimental. Pero esta vez, cuando las cosas no salgan según lo planeado, abórdalo con curiosidad en lugar de castigarte. Pregúntate: "¿Qué puedo aprender de esto?"

La responsabilidad curiosa, significa estar curiosa sobre por qué algo funcionó o no funcionó, sin culparte a ti misma. Significa ser responsable de tus acciones y elecciones mientras estás abierta a aprender y crecer.

Cuando abordas el manejo de tu TDAH con una mentalidad de responsabilidad curiosa, es más probable que encuentres estrategias que funcionen para ti y menos probable que te desanimes por contratiempos o fracasos.

Así que ten todo esto en cuenta, y sobre todo, recuerda que no estás rota. Siempre hay espacio para el crecimiento y la mejora.

2. Abrazando la Neurodiversidad

Aquí está el trato: la sociedad tiene esta extraña obsesión con lo "normal". Ya sabes, ser como todos los demás, seguir las mismas reglas, encajar, bla, bla, bla. Pero lo "normal" está sobrevalorado. La neurodiversidad es la variación natural en cómo funcionan nuestros cerebros.

El Modelo Social de la Discapacidad

El modelo social de la discapacidad fue una gran revelación para mí. Básicamente, es un modelo que dice que la discapacidad no es solo una característica individual o una condición médica, sino más bien una construcción social creada por barreras y actitudes sociales que impiden que las personas con discapacidades participen plenamente en la sociedad. ¿Y sabes qué? Eso también se aplica al TDAH.

Para nosotras, la discapacidad podría ser la dificultad para concentrarse, organizar pensamientos o recordar cosas. Pero la discapacidad proviene de las barreras sociales que nos dificultan tener éxito, como estructuras de trabajo rígidas o la falta de comprensión y empatía de los demás.

Por ejemplo, un lugar de trabajo que requiere que te sientes durante largos períodos y te concentres en tareas repetitivas, puede ser desafiante para alguien con TDAH. Sin embargo, si ese lugar de trabajo implementara arreglos de trabajo más flexibles, como permitir descansos más frecuentes o la capacidad de trabajar en diferentes tareas durante el día, podría marcar una gran diferencia y permitir que alguien con TDAH prospere.

Abrazar la neurodiversidad y el modelo social de la discapacidad, significa reconocer que las diferencias en cómo funcionan nuestros cerebros no deben verse como déficits, sino más bien como diferencias valiosas y válidas que contribuyen a la riqueza y diversidad de la experiencia humana. Al centrarnos en eliminar las barreras que nos incapacitan, en lugar de intentar "arreglarnos", podemos crear una sociedad más inclusiva y aceptadora para todos. ¿No suena bien?

Este libro no se trata de ayudarte a encajar en un molde preestablecido o convertirte en otro engranaje en la máquina. No, se trata de abrazar tus peculiaridades y diferencias únicas y de tallar tu propio camino. Se trata de mostrarte compasión y permitirte ser tú misma con TDAH y todo. Se trata de trabajar mano a mano con el TDAH, en lugar de pretender que no está allí.

Enmascaramiento/Desenmascaramiento

No, no estoy hablando del carnaval o de llevar tu máscara de superhéroe (aunque eso también podría ser divertido). En el contexto del TDAH, enmascarar es cuando alguien suprime consciente o inconscientemente sus síntomas de TDAH para encajar mejor en las expectativas de la sociedad. Yo era absolutamente 100% culpable de esto hasta hace relativamente poco.

Enmascarar puede llevar al estrés y la ansiedad, ya que las personas con TDAH intentan mantener las apariencias y ocultar sus luchas. Pero, ¿sabes qué es mejor que enmascarar? ¡Desenmascarar! Es como quitarse un par de zapatos apretados después de un largo día. Aaahhh…

Desenmascarar es cuando alguien abraza su verdadero yo y deja que sus rasgos de TDAH brillen. Es como cantar a todo pulmón aquella canción que dice: "No tengo miedo de ser vista - No pido disculpas, esta soy yo - Oh-oh-oh-oh" (This is me -The Greatest Showman).

Pero espera, "¿Es del todo malo el enmascaramiento?", te oigo decir. "¿Me estás diciendo que me desenmascare aquí mismo, ahora mismo, Estelle? ¿Pero cómo? Es la forma que he conocido durante años. Tengo miedo." Te escucho. Eso es completamente comprensible, pero tomemos todas una respiración profunda, retrocedamos un poco y exploremos los pros y los contras.

Pros del enmascaramiento:

- Puede facilitar el encaje con compañeros neurotípicos.
- Puede ayudar a prevenir el aislamiento social y el acoso.
- Puede facilitar el desenvolvimiento en ciertos entornos, como la escuela o el trabajo.
- Puede ayudarnos a sentirnos más en control de nuestros síntomas.

Contras del enmascaramiento:

- Puede ser agotador y estresante mantenerlo a lo largo del tiempo.
- Puede llevar a sentimientos de desconexión o inautenticidad.
- Puede impedirnos buscar el apoyo o las adaptaciones que necesitamos.
- Puede llevar al agotamiento u otros desafíos de salud mental, como ansiedad o depresión.

Entonces, no, no tienes que quitarte toda la máscara aquí mismo, ahora mismo. Por lo general, es un proceso lento y algo con lo que gradualmente nos sentimos más cómodas a medida que pasa el tiempo. Es solo algo de lo que debes estar consciente. Como todo lo demás, este es tu propio viaje, y encontrarás el equilibrio adecuado entre enmascarar y desenmascarar. Al cambiar nuestra mentalidad y abrazar la neurodiversidad, la máscara comenzará a deslizarse orgánicamente.

3. 15 Cosas para Amar del TDAH

Aunque vivir con TDAH puede tener sus desafíos, también hay muchas cosas para amar de tener un cerebro con TDAH. ¡Sí, has oído bien! El TDAH no es solo un trastorno. Desde hiperenfocarse en cosas que te interesan, hasta tener una fuente interminable de creatividad, el TDAH puede darte una ventaja de muchas maneras.

Reconocer esos aspectos positivos del TDAH te ayudará a cambiar tu mentalidad, y en última instancia, cómo ves el TDAH y a ti misma.

1. Hiperconcentración

¿Conoces esa sensación cuando estás tan metida en algo que el tiempo parece desaparecer? ¡Esa es la magia de la hiperconcentración del TDAH! Cuando algo nos interesa, nos absorbemos completamente en la tarea y todo a nuestro alrededor desaparece. Podemos perder la noción del tiempo, olvidarnos de comer, beber o incluso dormir.

Pero aquí está la cosa: ¡este intenso enfoque puede llevar a una productividad increíble! Cuando estás en la zona de hiperconcentración, tienes un superpoder de concentración que puede ayudarte a lograr cosas increíbles en tiempo récord.

Y no es solo cantidad, ¡es calidad también! El nivel de dedicación y pasión que viene con la hiperconcentración puede llevar a resultados impresionantes. El truco es usarla como una herramienta poderosa, ya sea trabajando en un proyecto o persiguiendo un pasatiempo, y equilibrarlo con descanso. Pero más sobre eso después, principalmente en el Capítulo 7, cuando hablaremos sobre el trabajo.

2. Resiliencia

¡Esta es una habilidad para la vida tan importante! Y somos como superhéroes cuando se trata de recuperarnos de contratiempos. ¿Conoces esa sensación cuando te caes de tu bicicleta y te raspas la rodilla? Bueno, nosotras podemos caernos de nuestras bicicletas y rasparnos las rodillas, pero luego nos levantamos y montamos incluso más rápido que antes. El TDAH puede hacer la vida desafiante, pero también nos da una capacidad única para recuperarnos.

Y lo mejor es que no solo nos recuperamos de los fracasos: con la responsabilidad curiosa de nuestro lado, también aprendemos de ellos.

Así que, ¡adelante amiga!, ¡sigue siendo increíble!

3. Persona Sociable

¿Alguna mariposa social leyendo este libro? Lo pensé. Las personas con TDAH tienden a tener una forma de relacionarse con la gente que otros pueden envidiar. Tenemos una habilidad innata para conectar y construir relaciones significativas con espontaneidad y una personalidad animada.

Claro, las comorbilidades como la ansiedad pueden ser un obstáculo, pero en términos generales, nuestra naturaleza hiperactiva e impulsiva puede convertirnos en el alma de la fiesta.

Aún mejor, tendemos a ser sensibles a las emociones de los demás, lo que nos hace excelentes para entender a las personas y construir relaciones basadas en la comprensión y el apoyo mutuos.

4. Conversadora

Verás, tendemos a tener muchos pensamientos revoloteando en nuestras cabezas en cualquier momento dado. Esto significa que cuando empezamos a hablar, puede ser como abrir las compuertas de una presa. De repente, todos esos pensamientos e ideas salen fluyendo, a menudo de manera rápida y en un torrente de conciencia.

De acuerdo, este estilo conversacional puede ser un poco abrumador para algunas personas. Sin embargo, si lo domesticamos un poco para aquellos que quieren quedarse, eso puede dar lugar a conversaciones seriamente entretenidas. ¿Y a quién no le gusta la comedia en vivo?

También tenemos una perspectiva única sobre las cosas y no tenemos miedo de compartirla. Algunos lo encuentran refrescante, y me gusta llamarlo ¡candidez! También somos geniales para conectar temas aparentemente no relacionados, lo que puede llevar a discusiones fascinantes.

5. Generosidad y Empatía

Mientras algunos pueden ver el TDAH como un déficit, yo lo veo como una ventaja cuando se trata de conectarse con los demás. No simplemente hablamos con la gente: nuestra tendencia a estar altamente sintonizados con las emociones de quienes nos rodean, nos hace altamente empáticos. A menudo captamos los sentimientos y necesidades de otras personas sin siquiera intentarlo, a veces incluso demasiado.

Pero no es solo en empatía en lo que somos geniales: la generosidad también es una característica distintiva del TDAH. Cuando algo o alguien nos interesa, tendemos a entregarnos por completo. Eso puede significar dar generosamente nuestro tiempo, recursos y energía. ¡Seguro que sabemos cómo hacer una diferencia en la vida de quienes nos rodean!

6. Compasión y Amabilidad

Debido a que a menudo nos sentimos como forasteros, sabemos lo que es sentirse incomprendido y marginado. Esto nos da una perspectiva única y nos hace más dispuestos a extender amabilidad y compasión a los demás.

Podemos compartir demasiado, pero también somos grandes oyentes. Junto con la capacidad innata de ver más allá de la superficie y llegar al corazón de un asunto, podemos ser amigos muy solidarios. Nuestra apertura y calidez pueden hacer que las personas se sientan cómodas y comprendidas de una manera excepcional.

7. Fuerte Sentido de Justicia

Nuestra compasión y empatía también nos dan un poderoso sentido de lo que es justo y lo que no, y no tenemos miedo de hablar cuando vemos una injusticia. ¡Otra característica donde nuestra naturaleza de superhéroe brilla!

Cómo podemos ser muy persuasivos al hablar y entender lo que es sentirse diferente y excluido, podemos ser grandes defensores de personas marginadas u oprimidas. No tenemos miedo de defendernos a nosotros mismos o a los demás, incluso si eso significa ir en contra del status quo.

De hecho, encontrarás a muchas personas con TDAH en el activismo por causas de justicia social. Podemos usar nuestra energía y entusiasmo para marcar una diferencia real en el mundo.

8. Habilidades para Tomar Riesgos

¿Alguna vez te has encontrado en una situación donde todos tienen demasiado miedo de tomar un riesgo? Tal vez tienen demasiado miedo al fracaso o están demasiado preocupados por lo que otros puedan pensar. Bueno, ¡ahí es donde entramos nosotros con TDAH!

Gracias a nuestros filtros limitados y nuestra capacidad para hablar y hacer conexiones únicas, tenemos una habilidad especial para tomar riesgos, lo que puede llevar a cosas bastante increíbles.

Solo para que quede claro, no estoy hablando de saltar de techo en techo aquí. Cuídate, ¿de acuerdo? Y sí, tomar riesgos puede meternos en problemas, pero también puede crear experiencias y oportunidades únicas.

Se necesita mucho coraje para tomar riesgos, así que asúmelo, mujer: es algo de lo que estar orgullosa.

9. Determinación

De acuerdo, a veces podemos rendirnos porque nos aburrimos una vez que una tarea deja de ser interesante, o si es tan desafiante que no sabemos por dónde empezar.

Pero por otro lado, tenemos un fuerte sentido de determinación cuando se trata de algo que nos apasiona, y somos capaces de ver la imagen grande y los objetivos a largo plazo. Combínalo con hiperenfoque, toma de riesgos, o incluso justicia social, y ¡boom! somos imparables.

Toma a la gimnasta estadounidense Simone Biles, por ejemplo. ¿Sabías que tiene TDAH? ¿Puedes imaginar cuánta determinación se necesita para convertirse en una de las gimnastas más condecoradas de la historia? Vaya, ¿verdad? [Aplausos]

10. Espíritu Espontáneo

Supongo que ese es el nombre positivo para nuestra impulsividad. Y sí, no es ideal cuando se trata de compras compulsivas que no podemos permitirnos. Aún así, también es la chispa que enciende nuevas ideas y puede hacer que incluso las tareas más aburridas parezcan un desafío emocionante.

Aunque podríamos asustar a algunas personas, definitivamente tenernos alrededor puede ser emocionante, y simplemente una alegría seguirnos en aventuras.

Junto con una mentalidad experimental, podemos ver que a veces las mejores cosas de la vida son las que nunca vimos venir.

11. Sentido del humor

¿Cuántas personas con TDAH se necesitan para cambiar una bombilla? ¡Vamos a montar bicicletas!

¿Gracioso? Sí, tal vez no, pero las personas con TDAH son conocidas por su sentido único del humor y su risa contagiosa.

Nuestros cerebros están conectados para entrelazar cosas aparentemente no relacionadas, lo que lleva a algunas observaciones y bromas bastante hilarantes. Nuestra tendencia a ver las absurdidades en situaciones que otros podrían pasar por alto, junto con nuestro don de hablar, realmente puede ayudarnos a aligerar el problema.

Pero no se trata solo de ser la payasa de la clase. Nuestro sentido del humor a menudo es un mecanismo de afrontamiento cuando las cosas se ponen difíciles, para ayudarnos a lidiar con el estrés y la ansiedad. Eso es algo bueno: puede ayudar a mejorar el estado de ánimo, el nuestro y el de quienes nos rodean, así como aumentar la resiliencia.

12. Sorprendente

¡El TDAH definitivamente puede mantenernos alerta! Un minuto estamos hiperenfocadas en un proyecto, y al siguiente, estamos completamente distraídas por montar bicicletas, y podemos encontrarnos en una habitación sin recordar por qué estamos aquí. Pero sabes qué, ¡eso es una de las cosas que hace al TDAH tan increíble!

Claro, perder tu billetera u olvidar tus llaves puede ser frustrante. Aún así, otras veces lleva a momentos inesperados de creatividad e inspiración. Además, es bastante genial sorprendernos a nosotras mismas y a los demás con nuestras habilidades e ideas. ¿Quién sabe qué se nos ocurrirá a continuación? ¡Las posibilidades son infinitas!

13. Mejor Pareja

¿Tu pareja está irritada por tu estilo de ordenar? Bueno, podría valer la pena recordarles que las personas con TDAH saben cómo llevar la pasión a una relación.

Cuando nos enamoramos, nos enamoramos profundamente y haremos cualquier cosa para hacer que nuestra pareja se sienta amada y apreciada. Recuerda esa generosidad, empatía y amabilidad de las que acabamos de hablar. Pues bien, están todas ahí. Y con un enfoque intenso, podemos absorbernos completamente en el romance, haciendo que nuestra pareja se sienta como el centro del universo.

Y no me hagas empezar con la creatividad. Claro, podríamos olvidar nuestro aniversario si no lo escribimos, pero las románticas entre nosotras querrán hacer algo único para que nuestra pareja se sienta especial.

Hablando de creatividad...

14. Creatividad

Primero, aclaremos una cosa: nuestra imaginación no tiene límites, y la creatividad es una de las características distintivas del TDAH. Vemos el mundo a nuestra manera especial. Hacemos conexiones inusuales. Nuestros cerebros pueden trabajar a un ritmo increíble, como un flujo constante de conciencia.

Claro, podríamos soñar despiertas durante horas. Pasé toda mi infancia soñando despierta. Como resultado, podríamos encontrar difícil concentrarnos en un solo proyecto o luchar para terminar cosas, porque siempre estamos surgiendo con ideas nuevas y emocionantes. Pero si puedes canalizar esa energía y enfocarla en algo productivo, los resultados pueden ser verdaderamente asombrosos.

15. Genialidad

Todo ese creativo modo de pensar, simplemente puede llevar a ideas e innovaciones geniales. Es posible que no siempre sigamos los caminos tradicionales de resolución de problemas, pero podemos llegar a soluciones fuera de lo común que otros aún no han considerado.

Nuestros cerebros son como pequeñas fábricas de ideas, generando idea tras idea con pensamientos nuevos y emocionantes saliendo a la velocidad del rayo. Es como tener un flujo constante de inspiración que se puede aprovechar en algo verdaderamente increíble. Junto con la perseverancia, nuestra tendencia a hiperenfocarnos y mantenernos enfocados en una tarea hasta que la hayamos completado a la perfección, puedes ver rápidamente cómo puede llevar a grandes cosas.

Una vez que sabes eso, no sorprende escuchar que se cree que Leonardo Da Vinci y Albert Einstein tenían TDAH.

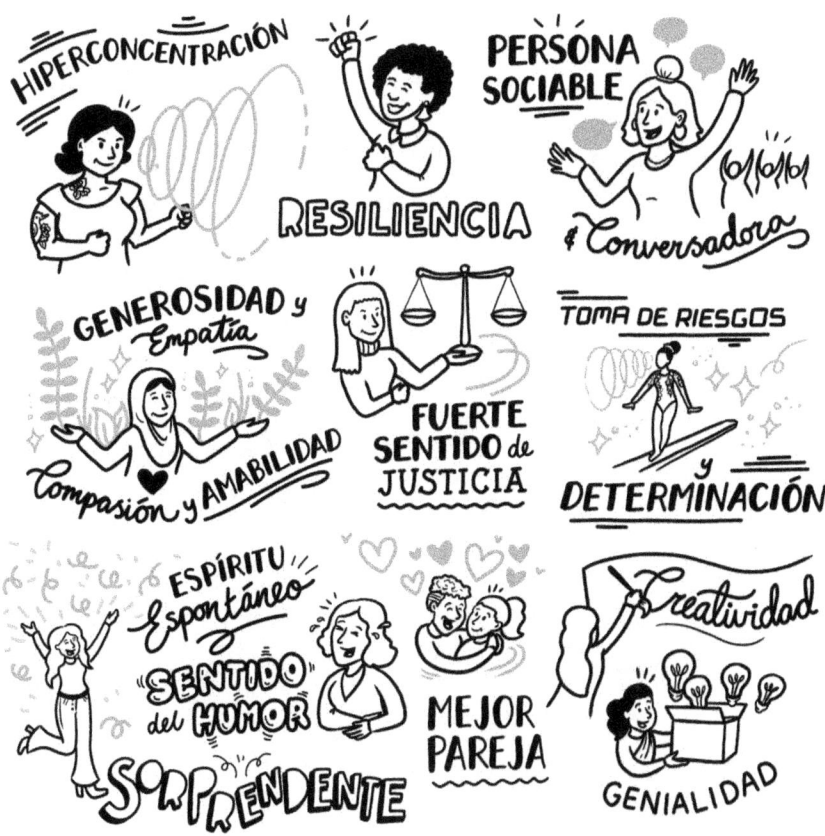

Es importante tener en cuenta, sin embargo, que se necesita tiempo y esfuerzo para convertir el TDAH en un superpoder. Biles no se despertó siendo gimnasta, ni Einstein pronunció la ecuación E=MC2 tan pronto como nació. Es todo un viaje que requiere paciencia y compasión por uno mismo. ¿Pero adivina qué? Te mostraré cómo desarrollarlo. Primero, necesitamos cuidar de nuestro cuerpo y mente, y vamos a explorar las mejores maneras de hacer eso ahora mismo. Así que sigue leyendo.

CAPÍTULO TRES
cuerpo empoderado
5 FORMAS DE APROVECHAR LA CONEXIÓN CUERPO-MENTE

Después de un diagnóstico de TDAH, los médicos a menudo recomiendan hacer cambios en el estilo de vida junto con la medicación. ¿Alguna vez has oído hablar de la conexión cuerpo-mente? Bueno, está respaldada por décadas de investigación científica, y la idea de que nuestra salud mental impacta en nuestros cuerpos.

Pero ¿adivina qué? Lo opuesto también es cierto, y la salud de nuestros cuerpos impacta significativamente en nuestra neuropsiquiatría, conocida por ti y por mí como nuestra salud mental y función cerebral.

Nuestros cuerpos y mentes están íntimamente conectados, y cómo tratamos a uno inevitablemente afectará al otro. Muestra amor a tu cuerpo, y tu cerebro te lo agradecerá. No estoy hablando de ser positiva con tu cuerpo aquí, aunque eso es bueno para la autoestima. Me refiero a que es hora de priorizar el cuidado de nuestros cuerpos como un acto radical de autocuidado. Así que olvida el baño de burbujas (por ahora) y veamos qué comemos.

1. Combustible para el Pensamiento

Primero, la dieta. Ahora, podría hablar de esto durante días, de hecho, escribí un libro completo al respecto. Se llama *Brain Boosting Food for Women with ADHD*, gracias por preguntar.

Aunque el TDAH no es causado por la dieta, ciertos alimentos pueden empeorar los síntomas, mientras que otros pueden ayudar. De hecho, una revisión de treinta y cinco años de investigación publicada en Clinical Pediatrics, encontró que "la evidencia acumulada sugiere que un subgrupo muestra una mejora significativa de los síntomas al consumir una dieta libre de CAF (colores artificiales de alimentos) y muestra síntomas similares al TDAH al someterse a alimentos con CAFs. Del 65% al 89% de los niños con sensibilidades sospechadas reaccionaron cuando se les proporcionó al menos 100 mg de CAF". Así que el artículo sugiere una dieta de eliminación de CAF como prueba. Echemos un vistazo.

¿Qué Evitar?

La dieta fue el cambio más impactante que hice para mejorar la función de mi cerebro. Ahora, me encantan las donas quizás tanto como a ti, pero hay algunas cosas que deberíamos evitar. Los alimentos procesados y el azúcar están en la parte superior de la lista. Pueden ser deliciosos, pero pueden causar estragos en nuestros cuerpos y mentes.

Alimentos Procesados

Evita los alimentos procesados. ¿Por qué, preguntas? Bueno, están llenos de todo tipo de cosas desagradables que pueden alterar tu química cerebral. Solo por nombrar algunos:

- Los edulcorantes artificiales pueden alterar la producción de dopamina.
- El MSG (glutamato monosódico) ha sido vinculado a la ansiedad y la depresión, aunque eso ha sido discutido.
- Los colores artificiales de alimentos, como acabamos de referir, son todos los números E, E104, E122, E124, E131,

E142 en la UE y el Reino Unido. Y se llaman FD&C seguido de un número en los EE.UU.

Si eso no fuera suficiente, estos alimentos suelen tener un alto contenido de azúcar, que puede causar un pico en los niveles de azúcar en sangre, llevando a un estallido temporal de energía seguido de un colapso. Veamos más de cerca.

Azúcar

Lamento ser la portadora de malas noticias, pero si tienes TDAH, quizás quieras pensarlo dos veces antes de darte un atracón de dulces. Lo sé, lo sé, soy una aguafiestas, pero escúchame.

El azúcar puede interferir con la producción de serotonina. Es otro neurotransmisor que ayuda con la regulación del ánimo. Así que cuando comemos azúcar, experimentamos un impulso temporal en el ánimo, pero luego caemos más fuerte. Puede llevar a síntomas que ya están presentes junto con el TDAH, como ansiedad, depresión, fatiga e irritabilidad.

Pero todo es cuestión de moderación; no se trata de una dieta de moda. No estoy sugiriendo renunciar por completo al azúcar. Date un gusto con pastel, dulces o cualquier dulce que te guste, pero asegúrate de que sean solo eso: golosinas ocasionales y no un hábito. Y lo que realmente quieres tratar de eliminar es todo el azúcar oculto en los alimentos procesados. Si quieres agregar dulzura a un plato, prueba alternativas naturales como miel o jarabe de arce.

Entonces, si quieres mantener tu cerebro funcionando a pleno rendimiento y evitar esos molestos colapsos, opta por alimentos completos y naturales.

Intolerancias

Algunas personas tienen intolerancia al gluten, trigo, maíz, soya o lácteos. Pero, ¿qué tiene esto que ver con el TDAH? Te lo diré.

El vínculo ha sido establecido por estudios. Más específicamente, un estudio publicado en el Journal of Attention Disorders examinó la asociación entre el TDAH y las sensibilidades alimentarias, incluyendo las alergias al gluten y a la soja. Los investigadores encontraron que un subgrupo de niños con TDAH mostró mejoría en los síntomas al seguir una dieta libre de gluten y/o soja. Y si es tu caso, eliminar ciertos alimentos puede marcar una gran diferencia en cómo te sientes y en cuán bien puedes concentrarte.

Quiero decir, ¿quién quiere lidiar con la niebla cerebral y la energía inquieta cuando podrías estar sintiéndote lúcida y lista para enfrentar el día? Así que, si sospechas que ciertos alimentos están empeorando tus síntomas de TDAH, definitivamente vale la pena experimentar con una dieta de eliminación. No es tan duro como suena y se puede hacer de manera muy simple:

1. Elimina un solo ingrediente de tu dieta completamente durante un mes y observa si hay alguna mejora.
2. Consume una alta dosis de él sin nada más, por ejemplo, un litro de leche o un plato de pasta simple, y anota cómo te sientes después.

Solo asegúrate de revisar las etiquetas, ya que lo que estás intentando evitar podría estar escondido en tu snack favorito. No te creerías cuántos tipos de papas fritas contienen leche.

¿Qué Consumir?

"Está bien, ¿qué puedo comer entonces?" podrías estar preguntando de mal humor. Te escucho. Tienes razón: enfoquémonos en lo positivo. En este caso, significa centrarnos en lo que deberíamos comer.

Proteínas

Las proteínas son un regalo del cielo para nuestra función y regulación cerebral. ¿Por qué? Porque se necesitan para producir los neurotransmisores que queremos. ¿Recuerdas a nuestros amigos Dopamina y Norepinefrina? También ayudan a construir y reparar células cerebrales y proporcionan energía para el cerebro. Y si eso no fuera suficiente, las proteínas también ayudan con el equilibrio hormonal. ¿Qué no nos gustaría al respecto?

Pero antes de que te apresures a comer una vaca entera, necesito añadir una palabra de precaución. No todas las proteínas son iguales. Quieres mantenerte alejada de las que son altas en grasa saturada, como la carne roja, ya que muchos estudios han demostrado que puede afectar las funciones cognitivas. Así que para inspirarte, aquí hay algunas excelentes fuentes de proteína magra:

- Pollo
- Pescado
- Huevos
- Tofu
- Tempeh
- Seitan
- Frijoles y legumbres

Pero aquí está el tiro al blanco: no se trata solo de comer la cantidad diaria recomendada de proteínas; también se trata de cómo las distribuimos a lo largo del día.

Verás, nuestros cuerpos tienen esta increíble habilidad para descomponer y utilizar las proteínas de manera más efectiva cuando se consumen en porciones más pequeñas repartidas en comidas y snacks. Al incorporar proteínas magras en nuestros hábitos alimenticios a lo largo del día, podemos mantener un suministro constante de aminoácidos para apoyar nuestra función cerebral, asegurando un flujo continuo de nutrientes para mantener nuestros cerebros con TDAH en alerta.

Este suministro continuo ayuda a prevenir los colapsos energéticos y la niebla cerebral que a veces pueden ocurrir cuando consumimos grandes dosis de proteínas en solo una o dos comidas. Esto ha sido un cambio total para mí.

Grasas Saludables

¡Hablemos de las grasas, cariño! Vale, hemos dicho un gran no a las grasas saturadas, pero ¡casi el 70% de nuestro cerebro está hecho de grasa! Sí, en serio. Y nuestro cerebro necesita grasa saludable para funcionar correctamente.

Hemos sido tan condicionados a pensar que la grasa es mala, que es difícil creer que algunas grasas son buenas, ¿pero cuáles? En resumen, ¡omega 3! Y aquí hay una selección cuidadosamente elegida de dónde puedes encontrarlo:

- Pescado graso (piensa en salmón, sardinas, caballa)
- Nueces y semillas
- Arándanos
- Aguacate
- Algas
- Aceite de oliva

Entonces, ¿estás lista para darle a la grasa el crédito que se merece e incluirla en tu dieta?

Grano entero y arcoíris

Ahora, pasemos a los granos enteros y al arcoíris de frutas y verduras. No solo son deliciosos y coloridos, sino que también tienen toneladas de fibra. La fibra es esencial para equilibrar nuestros niveles de azúcar en sangre, lo que puede impactar en gran medida en nuestro estado de ánimo.

Así que evita los carbohidratos refinados y opta por granos enteros. Cambia el arroz basmati por arroz, o el arroz blanco por el integral, y la pasta regular por pasta de trigo integral. Y recuerda agregar un puñado de verduras, como pimientos, remolacha y brócoli, junto a ello.

Y si te apetece un dulce, estarás mimada con frutas ricas en fibra como piñas, mangos y arándanos.

Así que llenemos nuestros platos con un arcoíris de alimentos deliciosos y ricos en fibra para mantener felices a nuestros cerebros y cuerpos. Aquí hay algo de inspiración para comenzar:

- Avena
- Pasta de trigo integral
- Arroz integral
- Trigo sarraceno
- Quinoa

- Espárragos
- Pimientos
- Remolacha
- Brócoli
- Coliflor
- Puerros
- Cebollas
- Papas dulces
- Calabaza
- Piñas
- Mangos
- Kiwi
- Melón
- Pomelo
- Melón cantalupo
- Arándanos, apodados "la baya del cerebro"
- Moras
- Cerezas

Suplementos

En un mundo ideal, obtendríamos todos los nutrientes que necesitamos de nuestra dieta, pero el mundo no siempre es ideal. Así que en ocasiones podría ser útil darle a nuestra función cerebral una mano para mejorar los síntomas.

Aquí hay algunos suplementos que vale la pena considerar para ayudar a manejar los síntomas del TDAH:

- Omega 3 es el suplemento estrella para el cerebro con TDAH. Es como el Robin de tu cerebro Batman, entrando al rescate con sus poderes antiinflamatorios y beneficios para potenciar el cerebro. Es la grasa buena que estamos buscando en los alimentos.
- Ashwagandha forma parte de la medicina ayurvédica antigua y es conocida como "Ginseng indio". Esta hierba tiene que ver con el equilibrio y la armonía. Es más conocida por aliviar el estrés y dar un impulso de energía.

También apoya funciones cognitivas como el enfoque y la memoria.
- El Zinc es un pequeño gigante mineral. Es como un pequeño escudo que protege tu cerebro del daño mientras te da un pequeño impulso de energía.
- La Vitamina D es luz solar en una botella. Entonces, si no recibes suficiente luz solar, podría ser una opción interesante para ayudar a tu función cerebral.
- Ginkgo Biloba puede ayudar a mejorar el flujo sanguíneo y el oxígeno a nuestro cerebro. ¿El resultado? Puede ayudar con el enfoque, asegurando que podamos pensar con claridad y mantenernos agudos.

Debo añadir la tradicional palabra de precaución aquí. Suplementar no es un reemplazo para la medicación, y ciertamente eres lo suficientemente sabia para saber que debes hablar con un profesional médico antes de comenzar un nuevo suplemento.

2. Bébelo

¡No todo se trata de comida! También somos todos los líquidos que entran en nuestro cuerpo. Así que echemos un vistazo a las bebidas.

Agua

¡Empecemos con la más evidente!

Estoy segura de que ya lo sabes, pero siempre vale la pena recordarlo: el agua es crucial para nuestra función cerebral. Y, por otro lado, la deshidratación puede tener un efecto devastador en nuestras células cerebrales y afectar cómo se comunican.

Levanta la mano si a veces te hiperenfocas tanto en algo que olvidas beber. Sí, yo también he estado allí. Así que por eso quiero recalcar que debes priorizar mantenerte hidratada. Aquí hay algunos trucos que me han ayudado.

Embotellado

Mantén una botella de agua cerca. Verla nos recuerda que debemos hacerlo, incluso en la cúspide del hiperenfoque, cuando levantarse para llenar un vaso está fuera de la mesa. Las botellas de agua también facilitan el seguimiento de la cantidad que bebemos.

Ponle sabor

Puedes darle sabor a tu juego de hidratación sin añadir azúcar, infusionando tu agua con ingredientes sabrosos como limón, pepino o menta. Solo échalo en esa botella de agua. También se verá bonito.

Dale un toque especial

Considera beber bebidas calientes no cafeinadas durante los meses fríos. Las infusiones de hierbas como romero, salvia y toronjil, son conocidas por mejorar la memoria y el enfoque. O, para ser honesta, a menudo solo bebo agua caliente. Llámame rara, pero está bien, puedo soportarlo.

Hazle seguimiento

Usa el planificador diario que he hecho para ti para hacer seguimiento de cuánto bebes a lo largo del día. La ingesta diaria recomendada es de aproximadamente ocho vasos. Así que cada vez que te tomes uno, colorea uno de esos pequeños vasos. Por supuesto, la cantidad que necesitas variará dependiendo del clima y tu actividad física.

Conviértelo en un juego

Si te gusta convertir la vida en un juego, puedes hacer seguimiento de tu ingesta de agua con una app. Puedes simplemente usar un rastreador de hábitos, o hay algunas apps especiales para eso, ¡por supuesto! "My Hydration" y "Drink Water" son opciones gratuitas simples mientras escribo estas palabras. Si eres más de lo analógico, dibuja un pequeño vaso en tu diario cada vez que te tomes un vaso (de agua, el vino no cuenta).

CAFÉ

Ah, el café...

Este es un tema muy debatido en la comunidad del TDAH, con muchas personas usándolo como una forma de automedicación antes de su diagnóstico. Definitivamente estoy en el lado de los adictos, pero he oído que a otros compañeros con TDAH les da sueño.

La cafeína es un estimulante que puede aumentar los niveles de dopamina, mejorar la concentración e incluso ayudar con el estado de ánimo y la depresión. No es de extrañar que a muchos de nosotros nos guste. Pero tiene algunos inconvenientes serios, como la ansiedad, la inquietud, los dolores de cabeza y el insomnio.

La cantidad máxima diaria recomendada de cafeína es de 400 mg, alrededor de 5 tazas de café. Sin embargo, por favor experimenta con esto tú misma para averiguar qué funciona mejor para ti. Yo me limito a cuatro tazas y nunca bebo cafeína después del mediodía. Aquí hay algunos pros y contras para que puedas decidir por ti misma:

Pros:

- Es un estimulante, así que aumenta la dopamina.
- Puede ayudar con la concentración y el enfoque.
- Puede ayudar con el estado de ánimo y la depresión.
- Puede promover la alerta.

Contras:

- Puede causar ansiedad y nerviosismo.
- Puede hacerte sentir inquieta o agitada.
- Puede provocar dolores de cabeza.
- Puede interferir con el sueño y causar insomnio.

Así que piénsalo y decide cuánto café debes tomar y cuándo debes beberlo.

TÉ VERDE

El té verde, particularmente el matcha, puede ser una gran alternativa al café. Está lleno de antioxidantes y tiene un efecto estimulante del metabolismo similar al café. También contiene cafeína, alrededor de 30-50 mg por taza. Eso es aproximadamente dos o tres veces menos que el café. Su verdadero superpoder proviene de la teanina, un aminoácido que se encuentra en las hojas de té y en algunos hongos, que puede ayudarte a relajarte y concentrarte al mismo tiempo.

Por cierto, el té negro también tiene teanina, pero mucho menos que el té verde y mucha más cafeína. Así que una vez más, ve qué prefieres y asegúrate de que también sea disfrutable.

3. Muévete

De acuerdo, necesito decir lo obvio nuevamente, pero el movimiento es clave para mejorar los síntomas del TDAH. Es la recomendación número uno para cambios en el estilo de vida cuando pasas por un diagnóstico o incluso solo miras recomendaciones en línea. Pero hay muchas formas en que podemos añadir actividades físicas a nuestra vida, y estoy aquí para darte indicaciones y ayudarte a descubrir las que funcionan para ti.

Ejercicio

¡Pues claro! Pero, ¿por qué es bueno el ejercicio para nuestros cerebros? Bueno, la investigación muestra que cuando haces ejercicio, tu cerebro libera dopamina, lo que ayuda con el enfoque y la atención.

Un estudio particular publicado en el Journal of Attention Disorders involucró a 32 niños con TDAH que participaron en un programa de ejercicio de 10 semanas. ¿Y adivina qué? Al final, los niños mostraron mejoras significativas en su capacidad para concentrarse, seguir instrucciones y controlar comportamientos impulsivos. También mostraron mejoras en su comportamiento social general y autoestima.

Y la magia de esto es que el ejercicio tiene otros beneficios para la salud mental también. Reduce el estrés y la ansiedad, aumenta la autoestima y mejora el estado de ánimo. Y tiene un efecto acumulativo también, así que cuanto más lo haces, mayor es su impacto.

Y si puedes hacer ejercicio al aire libre, es aún mejor, porque hay evidencia de un estudio nacional publicado en el American Journal of Public Health, indicando que pasar tiempo en entornos naturales al aire libre reduce los síntomas del TDAH.

Movimiento Alegre

Descubrir el ejercicio que te brinda alegría es esencial, porque querrás mantenerlo. Además, alegría = dopamina extra, ¡así que es una doble victoria!

Si ir al gimnasio tres veces a la semana durante 45 minutos funciona para ti, ¡genial! Sigue así. Pero si eres como yo y no te gusta hacer ejercicio porque se vuelve aburrido, intenta engañar a tu cerebro con una actividad divertida que no se sienta como ejercicio. Puedes ser creativa y social o convertirlo en una aventura. Podría ser algo como esto:

- Deporte en grupo
- Escalada indoor
- Hula hoops
- Surf
- Pole dance
- Tocar la batería
- Baile de salón
- Senderismo con la familia
- Paseo en bicicleta
- Tenis con un amigo
- Boxeo
- Kayak
- Bolos con amigos

YOGA

Ningún capítulo sobre TDAH y la conexión cuerpo-mente estaría completo sin hablar del yoga. ¡Es la forma definitiva de sincronizar tu mente y tu cuerpo! Pero no es solo una moda, hay buenas razones por las que se recomienda una y otra vez:

Beneficios biológicos/neurológicos

Se ha demostrado que el yoga aumenta los niveles de GABA, un neurotransmisor que ayuda a regular la ansiedad y el estrés. También puede aumentar la materia gris en el cerebro, que se asocia con una función cognitiva y memoria mejoradas.

Beneficios mentales

El yoga puede ayudar a calmar la mente y mejorar el enfoque. También puede aumentar la empatía y reducir el estrés y la ansiedad.

Beneficios físicos

Como otros tipos de ejercicio, el yoga puede ayudar a aumentar los niveles de energía y mejorar el estado físico general. Así que es una excelente manera de moverse y hacer fluir la sangre, pero puede ser mucho más suave que una clase de spinning.

Hay muchos tipos diferentes de yoga, desde muy tranquilo hasta muy enérgico, así que prueba diferentes clases para ver qué funciona para ti. Y si te preocupa el costo de las clases de yoga, ¡no te preocupes! Hay muchas opciones gratuitas para elegir, incluyendo aplicaciones y videos de YouTube. Me encanta la aplicación llamada Down Dog. Es muy fácil de seguir, y puedes personalizar el tipo de práctica, el tiempo y el nivel.

NEAT

NEAT por sus siglas en inglés, Non-Exercise Activity Thermogenesis, significa: Actividad Termogénica Sin Ejercicio, una forma elegante de decir "la energía que usas haciendo cosas que no son ejercicio."

Básicamente, NEAT se trata de mover tu cuerpo de pequeñas formas a lo largo del día. No se trata de sudar en el gimnasio o hacer 5 km cada mañana. No, no, no. NEAT se trata de encontrar pequeñas oportunidades para moverse más.

¿Y lo mejor? Al moverte más a lo largo del día, puedes mejorar tu estado de ánimo, reducir el estrés y la ansiedad, e incluso impulsar tu creatividad.

Aquí hay algunas cosas que puedes hacer para incorporar NEAT en tu día a día:

- Añadir más caminatas a tu rutina diaria: estaciona más lejos cuando vayas al trabajo o haz una caminata a la hora del almuerzo.
- Opta por tomar las escaleras en lugar del ascensor.
- Toma un descanso para bailar a la hora del almuerzo, o haz una fiesta de baile en la cocina de 10 minutos para relajarte después del trabajo.
- Ve en bicicleta al trabajo y disfruta del aire fresco.
- Usa un escritorio de pie: estar de pie mientras trabajas puede ayudarte a moverte más y ayudar a reducir los sentimientos de inquietud.
- Siéntate en una pelota de ejercicio, ya sea como silla de escritorio o en casa. También puede ayudarte a activar tu núcleo y mejorar tu postura.
- Pasea: intenta pasear cuando estés al teléfono, generando ideas o esperando el autobús.
- Haz algunos estiramientos en tu escritorio para romper largos períodos de tiempo sentada.
- Prueba algunos ejercicios de yoga en silla para aliviar el estrés y la tensión.
- Juega un partido de frisbee con tus hijos después de la escuela.
- ¡Corre hacia el autobús!
- Haz algo de trabajo doméstico - más sobre esto más adelante.

Fidgeting (Movimientos inquietos)

¿Te mueves inquietamente? Muchas personas con TDAH tienden a hacerlo. Fidgeting es básicamente cualquier movimiento pequeño y repetitivo que haces, como golpear con el pie, tamborilear con los dedos o girar un bolígrafo.

Es posible que te hayan regañado por moverte inquietamente cuando eras niña o incluso en estos días, porque se considera una señal de inquietud. Pero para nosotras, en realidad puede ser una herramienta útil. Aquí está el porqué:

Ayuda a mantenerse enfocado

Estos pequeños movimientos repetitivos pueden proporcionar suficiente estimulación para mantener tu cerebro comprometido sin distraerte de la tarea en cuestión.

Alivia el estrés y la ansiedad

Le da a tu cuerpo una salida para esa energía inquieta y puede ayudarte a sentirte más tranquila y centrada.

Mejora la memoria

¡Leíste bien! Resulta que los movimientos inquietos pueden mejorar la memoria de trabajo en personas con TDAH. Si te mueves inquietamente mientras intentas memorizar algo, puede ayudar a tu cerebro a retener mejor esa información.

Así que, si sientes ganas de moverte inquietamente, ¡no te sientas mal por ello! Obviamente, querrás ser consciente del mundo que te rodea, ya que tus movimientos para enfocarte podrían distraer a alguien más. Pero en general, ¡abrázalo! Ese podría ser uno de tus pasos para desenmascararte.

4. DORMIR NO ES PARA LOS DÉBILES

Aquí está el asunto: las personas con TDAH tienden a tener problemas para dormir, y no es solo porque tengamos demasiados pensamientos rebotando en nuestras cabezas. No, también es una cosa biológica. Verás, nuestras funciones ejecutivas que se ocupan de cosas como la organización y el control de impulsos, a menudo están deterioradas y luchan con calmarse.

Los trastornos del sueño pueden venir en diferentes formas y tamaños. Puede ser insomnio, apnea del sueño o síndrome de piernas inquietas. Puede ser que tengas problemas para conciliar el sueño, o puede ser que te despiertes en medio de la noche o demasiado temprano. Y no dormir lo suficiente es horrible. Realmente puede afectar tu cabeza. Puede hacerte aún más olvidadiza y desenfocada de lo usual, y simplemente puede hacerte sentir bastante malhumorada.

Conciliar el Sueño

Si tienes problemas para conciliar el sueño, hay muchas cosas que puedes hacer:

Mantén un horario de sueño regular

Eso es lo primero que escucharás, y suena aburrido, pero inténtalo. Acuéstate y levántate a la misma hora todos los días, incluso los fines de semana (lo cual, seamos realistas, es más fácil decirlo que hacerlo).

Evita las pantallas antes de acostarte

La recomendación es generalmente apagar las pantallas (sí, Netflix también) al menos 30 minutos antes de ir a la cama. Y ni siquiera pienses en trabajar o hacer cualquier otra cosa que requiera hiperenfoque justo antes de acostarte. Deja ese teléfono; solo te estás buscando problemas.

Obtén suficiente luz diurna

Intenta pasar algo de tiempo afuera si puedes. Y si realmente estás luchando con inviernos oscuros, grises y miserables, podrías considerar la terapia de luz.

La habitación es para dormir

Mantén tu habitación (o cama, si vives en una habitación) para dormir. Oh, y, ya sabes, sexo si te apetece. No la uses como un espacio de trabajo o algo así; de lo contrario, tu cerebro comenzará a asociar la cama con el trabajo.

Experimenta con la dieta

Ciertos alimentos y bebidas pueden empeorar las cosas, así que presta atención a cómo te sientes después de comer o beber ciertas cosas (te estoy mirando, alcohol).

Escucha para relajarte

Escucha música relajante o meditaciones guiadas para ayudar a relajar tu mente y cuerpo antes de dormir. Puedes encontrar muchos recursos gratuitos. Tengo dos favoritos. Endel, que tiene un paisaje sonoro para todo, incluido el sueño. E Insight Timer, que es una aplicación de meditación con una gran selección de meditaciones para dormir.

Conoce tus sentidos

Si experimentas una sobrecarga sensorial durante el día, también podría afectarte por la noche. Así que podrías querer probar cortinas oscuras o una máscara para dormir para convencer a tu cerebro de que es de noche. También puedes probar tapones para los oídos si el ruido te molesta, o una manta pesada para ayudarte a sentirte más segura y relajada. Más sobre sensibilidad sensorial, un poco más adelante en este capítulo.

Mantenerse Dormida

Pero, ¿qué pasa si el problema no es quedarse dormida por la noche, sino despertarse a las 4 a.m. con pensamientos acelerados y ansiedad?

Bueno, primero, todo lo anterior puede ayudar, ya que te preparará para una buena noche completa de sueño. Pero aquí hay algunos consejos adicionales que también pueden contribuir:

Bloc de notas y bolígrafo

Mantén un bloc de notas y un bolígrafo cerca de tu cama y escribe cualquier tarea o pensamiento que haya aparecido en tu mente acelerada en medio de la noche. Una vez en papel, puedes dejarlos ir, sabiendo que podrás retomarlos mañana por la mañana.

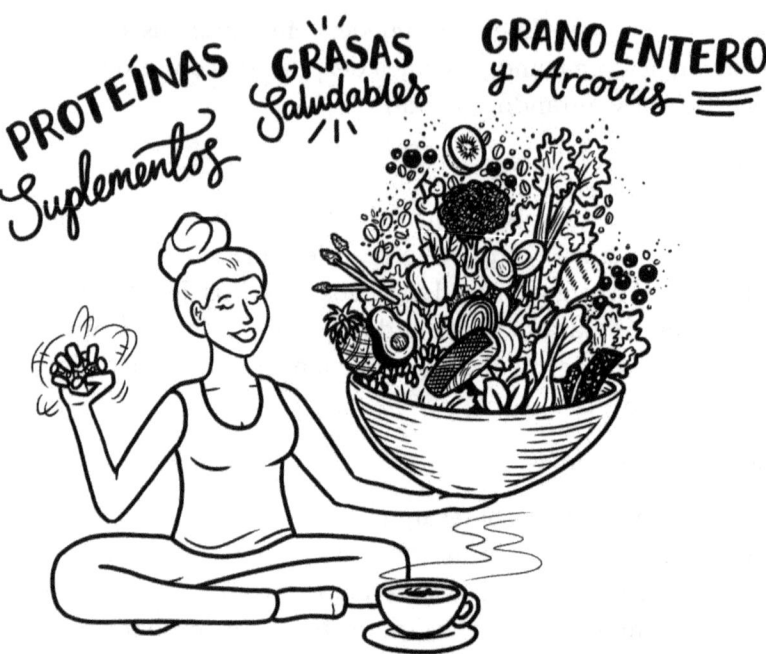

Lista de gratitud

Haz una lista mental de gratitud recordándote todas las cosas por las que estás agradecida en tu vida. Es una excelente manera de cambiar tu enfoque a las cosas positivas, en lugar de estresarte por las negativas. Veremos esto con más detalle en el próximo capítulo.

Lista de palmaditas en la espalda

Misma idea, pero la lista celebra todos los pequeños logros del día anterior. Es como darte un choque de manos mental. Y nuevamente, más detalles por venir en el próximo capítulo.

Auriculares

Mantén auriculares cerca de tu cama y escucha una meditación para ayudarte a volver a dormir.

Crear una rutina antes de dormir es clave, y profundizaremos en las técnicas que pueden ayudar a tu mente a calmarse antes de acostarte en el próximo capítulo.

5. Todos los sentidos

El procesamiento sensorial es una danza delicada entre tu cerebro y el mundo que te rodea. Pero en el mundo del TDAH, esa danza a veces puede sentirse un poco desincronizada. Puede tomar diferentes formas para diferentes personas, pero los problemas sensoriales suelen ser uno de esos aspectos que las personas descubren más tarde, como "¿Oh, eso es por el TDAH?"

Tipos de Problemas Sensoriales

Hay muchos tipos de problemas sensoriales, pero se dividen ampliamente en tres categorías.

Hipersensibilidad

La hipersensibilidad a los estímulos sensoriales, también conocida como sobrerresponsividad sensorial, es cuando tenemos una respuesta exagerada e intensa a los estímulos sensoriales en nuestro entorno. Es como tener poderes biónicos sensoriales que están ajustados al nivel más alto.

Hiposensibilidad

Eso es básicamente lo opuesto. La hiposensibilidad a los estímulos sensoriales, también conocida como subrresponsividad sensorial, es cuando tenemos una respuesta disminuida o amortiguada a los estímulos sensoriales en nuestro entorno. Es como usar auriculares con cancelación de ruido o vivir en una burbuja que filtra cierta información sensorial.

Integración sensorial

La dificultad con la integración sensorial es como si te lanzaran un millón de bolas al mismo tiempo y se esperara que las mantuvieras todas en el aire. El cerebro lucha por clasificar qué estímulo sensorial es cuál y procesarlos cómodamente. Puede hacer que participar en actividades diarias sea realmente complicado.

Y, por supuesto, ¡puedes tener una mezcla de todo! A veces puedes ser la detective definitiva, captando detalles que otros pasan por alto. Pero otras veces, es como si tus sentidos se fueran de vacaciones y apenas notaras el mundo que te rodea. "¿Qué puedo hacer al respecto? ¡Socorro!" podrías estar gritando en tu cabeza. Bueno, antes de ver las herramientas, echemos un vistazo más de cerca a algunos síntomas comunes.

Síntomas Comunes

No hace falta decir que estas experiencias pueden variar de persona a persona, pero aquí hay algunas sensaciones que podrías encontrar familiares.

Sinfonía de Sonidos

¿Alguna vez te has irritado mucho por el ruido del aire acondicionado en una reunión? ¿O sientes que una mosca zumbando puede convertirse en un concierto completo en tu cabeza? Sí, la sensibilidad al ruido es un síntoma sensorial común entre los adultos con TDAH. Es como tener tu dial de volumen ajustado al modo hipersensible, haciendo que los sonidos cotidianos se sientan como un estruendo.

Tango de Texturas

¿Conoces esas etiquetas en la ropa que se sienten como mini dispositivos de tortura? ¿O esa tela que te envía escalofríos por la columna? Bienvenido al mundo de la sensibilidad a las texturas, otro clásico para las personas con TDAH. Es como si tu piel tuviera sus propias opiniones sobre lo que le gusta y lo que no, y puede ser bastante vocal al respecto.

Distracciones Visuales

Si hay una pantalla en la habitación, ¿te resulta imposible ignorarla? Por supuesto, también están las luces brillantes y los carteles llamativos. Es como si tu atención se atrajera hacia cada objeto brillante en la habitación, y necesitaras un esfuerzo extra para filtrar el ruido visual y mantenerte enfocado.

Sorpresa Olfativa

Ah, el poder de los aromas. Mientras que algunas personas pueden disfrutar de una fragancia agradable, para los adultos con TDAH, ciertos olores pueden sentirse como una sobrecarga sensorial. Perfumes fuertes, productos de limpieza perfumados o incluso un plato picante cocinándose en la cocina pueden desencadenar un frenesí sensorial, dificultando la concentración en cualquier otra cosa.

Disparador de Sabores

Hay muy poca investigación sobre la sensibilidad al sabor. Sin embargo, un estudio en la Universidad de Duke ha establecido un vínculo entre el comer selectivo y el TDAH. Comer puede ser una experiencia completa para cualquiera con una sensibilidad aumentada. Están las texturas, los olores, las señales visuales y, ¡no me hagas empezar con los sonidos! Muchas personas con TDAH informan sufrir de misofonía y ser particularmente desencadenadas por el sonido de la comida.

Oh querida, me siento abrumada solo de mencionar todo eso. Entonces, la siguiente (y emocionante) pregunta es: ¿qué podemos hacer al respecto? Bueno, echemos un vistazo.

Detonantes y Entorno

Identifica detonantes

Primero lo primero, convirtámonos en detectives de detonantes. Presta mucha atención a esas cosas furtivas que desatan tus fuegos artificiales sensoriales. ¿Son ciertos sonidos, luces brillantes o telas ásperas? Anótalo en tu diario o simplemente crea una lista en tu teléfono. Anota todos los detonantes sensoriales que notes mientras vives tu vida.

Una vez que hayas identificado a tus archienemigos, puedes comenzar a idear tus brillantes planes.

¡Mua ja ja!

Modifica el entorno

¡Modifica el entorno, amiga! Toma el mando y crea un oasis amigable con los sentidos. No tiene que ser costoso ni complicado. Puede ser tan simple como atenuar las luces o prescindir de la ropa interior.

Le pregunté a un grupo de mujeres con TDAH cuáles son sus trucos sensoriales preferidos, y aquí hay una lista de lo que se les ocurrió. Prueba uno, prueba todos y ve qué funciona para ti:

- Corta las etiquetas de la ropa.
- Adhiérete a telas naturales.
- Olvídate de la ropa interior o invierte en bragas de cintura alta estilo 'abuela'.
- Usa calcetines de tobillo o enrolla la parte superior de los calcetines normales.
- Prescinde de los tacones altos y opta por zapatos cómodos o anda descalza en casa.
- Usa bálsamos labiales.
- Usa crema de manos.
- Usa guantes de goma para lavar los platos.
- Mantén tus uñas cortas.
- Usa una coleta para el cabello.
- Usa gafas de sol.

- Invierte en tapones para los oídos, protectores auditivos o auriculares con cancelación de ruido.
- Escucha música, prueba los latidos binaurales y ASMR.
- Abre las ventanas para deshacerte de olores irritantes.

Pero si esos trucos no son suficientes, o si ya los estás haciendo, hay algunas estrategias muy útiles que puedes probar. Veámoslas ahora.

Estrategias de afrontamiento

Una vez que hayas cambiado lo que pudiste en tu entorno, es posible que quieras incorporar estas estrategias de afrontamiento:

Mindfulness y Meditación

Vamos a hablar de ejercicios de mindfulness y técnicas de meditación justo en el próximo capítulo. Por ahora, es bueno saber que pueden ser herramientas muy útiles para ayudar con la conciencia sensorial y regular nuestras respuestas a su estimulación. Así que esa es otra razón para incorporarlas en tu vida.

Toma Descansos Sensoriales

Identifica un espacio tranquilo en casa y en el trabajo donde puedas ir cuando te sientas sobreestimulada. Tómate unos minutos para cerrar los ojos y respirar profundamente. Si has identificado un momento particular del día en el que todo se vuelve demasiado, entonces podrías convertirlo en una rutina preventiva y visitar tu lugar tranquilo antes de sentirte abrumada.

Técnicas de Anclaje

Las técnicas de anclaje pueden ayudar a traer tu atención de vuelta al momento presente y proporcionar una sensación de estabilidad. Aquí hay algunas rápidas que puedes probar sin necesidad de una meditación completa:

- Concéntrate en tu respiración.
- Siente tus pies en el suelo.

- Concéntrate en un objeto sensorial como una pelota antiestrés, una piedra o cualquier cosa que te guste la textura.
- Reconoce 5 cosas que puedas ver, 4 cosas que puedas tocar, 3 cosas que puedas oír, 2 cosas que puedas oler y 1 cosa que puedas saborear.

Dieta Sensorial

Eso suele hacerse con un terapeuta ocupacional y se personaliza según tus necesidades. Si es algo que te gustaría explorar más a fondo, sería una buena idea hablarlo con tu médico. Todo lo que acabamos de mencionar sobre el movimiento ayudará, pero aquí hay algunas cosas más que podrías probar.

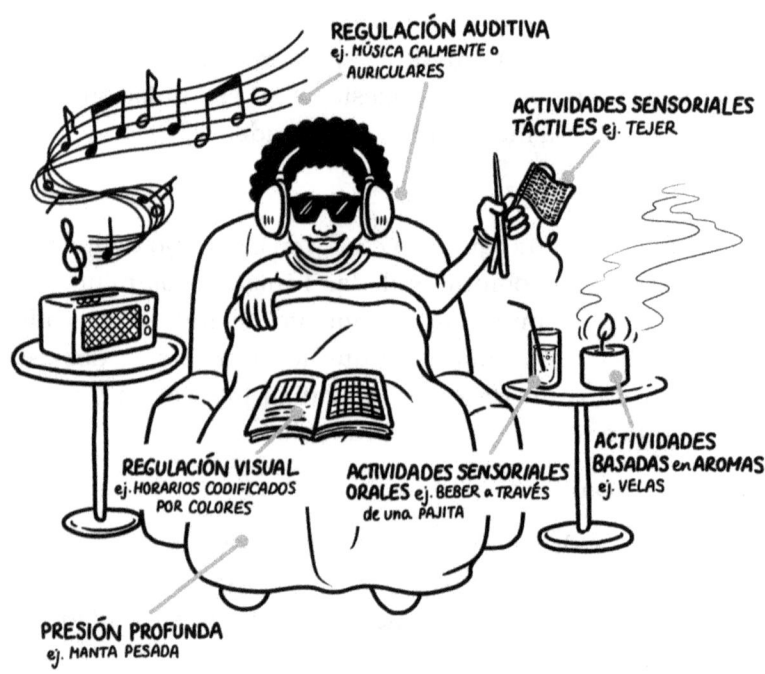

Presión Profunda

Podrías invertir en una manta pesada o ropa de compresión. También, intenta abrazar una almohada o apretar pelotas antiestrés.

Actividades Sensoriales Orales

Podrías probar masticar chicle o collares masticables para proporcionar entrada sensorial oral. Beber a través de una pajita también puede ser una forma divertida de introducir estimulación oral.

Regulación Visual

Crear un ambiente visualmente organizado y libre de desorden puede ayudar. Veremos cómo podemos hacer eso en el capítulo 6. Combínalo con herramientas de organización visual, como horarios codificados por colores, o listas de verificación para proporcionar estructura y reducir la sobrecarga sensorial.

Y no dudes en optar por el look de estrella de rock y empezar a usar gafas tintadas. También puedes probar usar un sombrero o visera para reducir el deslumbramiento visual o el brillo.

Regulación Auditiva

Cuando se trata de sensibilidad auditiva, tienes dos opciones: hacerlo más silencioso o reemplazar el ruido. Ambos pueden ser útiles dependiendo de las circunstancias, así que juega con ambos.

Prueba escuchar música calmante o ambiental o sonidos de la naturaleza a través de auriculares. Mi favorito personal es la lluvia. El mundo está lleno de aplicaciones gratuitas y de pago para eso. TickTick tiene algunas, pero a menudo busco pistas en Spotify.

Por otro lado, considera invertir en auriculares con cancelación de ruido o tapones para los oídos para entornos ruidosos o estimulantes.

Actividades Sensoriales Táctiles

Explorar texturas y mantener las manos ocupadas puede ayudar con la regulación sensorial y la conciencia corporal, lo que reduce el estrés y promueve la atención y el enfoque.

Moverse inquietamente es bueno para ti, ¿recuerdas? Así que aunque no puedas jugar con arena cinética en una reunión de trabajo, podrías ser capaz de sostener una piedra, frotar una tela que te guste o incluso tejer.

Actividades Basadas en Aromas

Prueba aceites esenciales calmantes o velas aromáticas, como lavanda o manzanilla. Si te gustan, conviértelos en un ancla encendiéndolos cuando sea hora de relajarte. Pronto comenzarás a asociar este aroma con la relajación.

La clave es ser consciente de tus propias sensibilidades sensoriales, abrazar tus peculiaridades y encontrar estrategias que funcionen para ti. Ya sea creando un ambiente tranquilo y amigable con los sentidos, usando herramientas para manejar distracciones, usando ropa cómoda o incorporando descansos para moverte en tu rutina. Comprueba qué estrategias hacen que tus sentidos griten: "¡Hurra!"

CAPÍTULO CUATRO
cerebro empoderado
15 ESTRATEGIAS PARA CALMAR TUS PENSAMIENTOS ACELERADOS

¿Estás cansada de que tu mente vaya a un millón de millas por hora, dejándote sentir abrumada? ¿Deseas poder agitar una varita mágica para apagar el constante parloteo en tu cerebro? No estás sola. Comprendo completamente esa sensación, y la mayoría de las mujeres con TDAH también.

La buena noticia es que no necesitamos una varita mágica. Quiero decir, seguro, haría la vida más fácil, pero aún podemos calmar nuestro ruido interno sin ella. De hecho, he reunido 15 herramientas poderosas y estrategias probadas que puedes usar para calmar esos pensamientos acelerados y mejorar tu bienestar mental en general.

¿Lista para abandonar los ciclos interminables de preocupación? ¡Sígueme!

1. Afirmaciones Positivas

Lo sé, lo sé, suena a algo de nueva era, a palabrería hippie. Y aunque podrías argumentar que probablemente parezco una hippie para algunas personas, al principio yo también era muy escéptica.

Eso fue hasta que lo intenté en serio y noté que instantáneamente reducía mi ansiedad.

Y no necesitas creerme porque la ciencia me respalda en esto. Muchos estudios, incluido uno realizado en la Universidad Carnegie Mellon en 2013, han demostrado que las afirmaciones positivas pueden reducir el estrés y el auto-habla negativa. "Entonces, ¿qué estamos esperando?" ahora preguntas. Bueno, déjame guiarte.

Primero, querrás elegir una afirmación que resuene contigo. Podría ser algo simple como "Soy capaz" o "Soy digna de amor y respeto". Escríbelo en tu planificador diario. Ya sabes, el que incluí en tu paquete de planificadores. Si aún no lo has conseguido, puedes encontrarlo aquí: bit.ly/planificadoresempoderados.

Escribirlo ayudará a solidificarlo en tu mente, pero también necesitas decírtelo a ti misma varias veces a lo largo del día. Incluso puedes configurar un recordatorio en tu teléfono para asegurarte de hacerlo en ciertos momentos.

Pero aquí está la cosa: no se trata solo de recitar una frase como un robot. Dilo como si lo sintieras. ¿Ya te estás incomodando? Es totalmente normal. Con la práctica, comenzarás a sentirte más en sintonía con ella, y se convertirá en una herramienta poderosa en tu kit de herramientas de salud mental.

¿Lista para intentarlo? Asegúrate de mantenerte con la afirmación que hayas elegido durante al menos una semana. Aquí hay algunas afirmaciones especialmente seleccionadas de las que puedes elegir:

- Elijo ser feliz.
- Mi vida está sucediendo aquí y ahora.
- Me elevo por encima de los sentimientos negativos.
- Me estoy enfocando en pensamientos positivos.
- Soy resiliente, fuerte y valiente.
- Decido cómo me siento.
- Cuando me acuesto a dormir, todo está como debería estar, y descanso satisfecha.
- Estoy a cargo de mis pensamientos, y me acepto a mí misma.

- Estos son solo pensamientos.
- Respiro, estoy recogida y estoy tranquila.
- Este es solo un momento en el tiempo.
- Este es un momento aislado, no mi vida entera.
- Abrazo mis sentimientos.
- He llegado hasta aquí y estoy orgullosa de mí misma.
- Estoy en un viaje, siempre creciendo y desarrollándome.
- Soy libre del juicio de los demás; me acepto totalmente a mí misma.
- Me acepto y amo completamente y por completo.
- Me estoy liberando del miedo, el juicio y la duda.
- Hago lo mejor que puedo, y eso es genial.
- Soy resiliente y puedo manejar problemas con maestría.
- Soy suficiente.
- Tengo todo lo que necesito para lidiar con esto.

Una vez que te acostumbres y disfrutes usando afirmaciones, es posible que quieras comenzar a crear las tuyas propias. ¡Adelante! Solo asegúrate de que la afirmación se centre en ti, así que usa declaraciones en primera persona y hazlo en tiempo presente.

2. Tratamiento Diario

¿Alguien dijo "tratamiento diario"? Vale, quita esa tarta de chocolate de tu mente. No ese tipo de trato; recuerda el último capítulo. Pero hay otras formas de darte una pequeña celebración cada día. Y seamos realistas, ¿a quién no le gusta una pequeña celebración? "Ceeeeeelebraaaate good times, come on! Ooh, ooh, ooh, ooh"

Y, de hecho, cantar junto a Kool & The Gang puede ser totalmente tu tratamiento diario. No tiene que ser algo extravagante o que tome demasiado de tu día, solo algo que te haga feliz y te dé un pequeño impulso de dopamina. Escríbelo en tu planificador diario y espéralo con ilusión.

Quizás te encante el sabor de un café especial o disfrutes escuchar un cierto podcast en tu viaje al trabajo. Sea lo que sea, haz parte de tu rutina diaria elegir un momento intencional de alegría. Piensa en ello como un pequeño regalo para ti misma por superar otro día.

Incluso tomar solo unos minutos para hacer algo que disfrutes, puede marcar una gran diferencia en tu bienestar mental. Así que adelante, ¡date un capricho!

3. Desconectar

Dale a tu cerebro un merecido descanso y desconéctate de las redes sociales, al menos por un tiempo. Vale la pena. En serio. ¿Sabías que investigaciones, como el estudio publicado en la revista Cyberpsychology, Behavior, and Social Networking, han demostrado que las personas con TDAH tienen más probabilidades de experimentar efectos negativos del uso de las redes sociales, como ansiedad y depresión?

Pero no te preocupes, no tiene que ser para siempre. Considéralo como presionar el botón de reinicio. Ese mismo estudio y muchos otros han demostrado que tomar un descanso, incluso tan corto como una semana, puede mejorar el bienestar mental y disminuir la ansiedad.

"¡Vale, me desconectaré!" te oigo gritar, "¿Pero cómo?" No temas, aquí hay cinco pasos que puedes seguir para separarte de tu teléfono:

1. Evalúa la situación

Primero, verifica cuánto tiempo pasas en las redes sociales y cómo te hace sentir. Si te hace sentir mal o ansiosa, entonces probablemente sea hora de reducirlo.

2. Identifica el problema

Luego, verifica si son solo ciertas plataformas o ciertas personas. Deja de seguir o silencia a las personas que te hacen sentir como un fracaso. ¡No necesitas esa negatividad en tu vida!

En cambio, rodéate de contenido positivo, edificante e inspirador. Esto puede ser un trabajo en progreso y puedes revisarlo regularmente.

3. Usa las Redes Sociales con un propósito

Deja de navegar sin sentido y usa las redes sociales con un propósito. Tal vez sea para consultar con un grupo de apoyo de TDAH o para ponerte al día con una amiga. Y cuando hayas terminado, desconéctate y pasa a otra cosa. Incluso puedes poner un temporizador para limitarte si lo necesitas.

4. Medidas serias

Si te resulta difícil resistir la tentación de navegar por la red, intenta eliminar la aplicación de tu teléfono. Aún puedes revisarla en tu computadora u otros dispositivos, pero no la tendrás al alcance de la mano todo el tiempo.

5. El método hardcore

¡Si te sientes completamente comprometida, incluso puedes eliminar tu cuenta por completo!

También puedes tomar medidas físicas, como dejar tu teléfono fuera de la vista mientras trabajas o por la noche. Si no necesitas estar de guardia, intenta apagar tu teléfono una hora antes de acostarte y retrasa encenderlo por la mañana.

Recuerda, está bien tomar pequeños pasos al principio. Empieza por reducirlo y observa cómo te hace sentir.

4. SACAR A PASEAR TU CREATIVIDAD

La creatividad te lleva a un estado de flujo. ¿Sabes a lo que me refiero? Es ese estado mágico donde estás completamente absorta en lo que estás haciendo y experimentas una profunda sensación de disfrute.

Claro, suena mucho a hiperfoco, pero la diferencia es que un estado de flujo te permite procesar pensamientos y emociones. Es como una terapia gratuita. Te relajas sin siquiera intentarlo y funciona de maravillas para reducir el estrés y la ansiedad.

Funciona mejor con actividades que no involucren demasiado tu cerebro, así que piensa en todas las cosas relacionadas con la aguja de tejer y la artesanía en general, y por supuesto, dibujar, pintar o incluso colorear libros. Puedes practicar sola, tomar un curso en línea o unirte a un grupo o clase local.

5. Escríbelo

Sé lo que estás pensando: "¡Pero no tengo tiempo para escribir!" Sin embargo, escúchame. Al sacar todos esos pensamientos de tu cabeza y plasmarlos en papel, estás liberando espacio mental. Ya no intentas retener todo en tu mente, lo cual es obviamente una tarea abrumadora. Intentar recordar todo lo que tienes que hacer, además de procesar la sobrecarga de información sensorial, es un gran desafío.

Aquí hay cinco formas simples de escribir pensamientos que pueden ayudar:

1. Listas de tareas

Pueden ser muy útiles para organizar tareas y priorizar lo que necesita hacerse. Al escribir todo lo que necesitas hacer, puedes desglosarlo en pasos manejables y crear un plan de acción. Entonces puedes dejar de preocuparte por ellas.

2. Calendarios

Son absolutamente imprescindibles para programar citas y eventos y asegurarte de no olvidar nada importante.

3. Tomar notas

¿Alguna vez has tenido muchas ideas brillantes sobre la nueva cosa en la que estás hiperenfocada, pero no puedes hacer nada al respecto porque no es el momento adecuado y se supone que debes hacer algo más, como, ya sabes, trabajar? ¡Toma notas! Liberará tu mente y podrás retomarlo más tarde.

Entonces, anota ideas, pensamientos y recordatorios, ya sea que estés usando tu teléfono o un cuaderno. Y, un beneficio adicional: escribir algo puede ayudarte a recordarlo más tarde.

4. Planificadores

Son una especie de híbrido, y puedes encontrar planificadores para todo. En el Paquete de Planificadores para el TDAH Empoderado, he incluido tres que creo que son esenciales: un planificador diario, un planificador nocturno y un planificador financiero. ¿Sabes dónde encontrarlos, verdad? bit.ly/planificadoresempoderados

Los he diseñado para ayudarte a usar herramientas importantes de este libro. Pero a medida que los uses y comiences a identificar qué técnicas funcionan mejor para ti, siéntete libre de extender tus alas y diseñar los tuyos. Un bullet journal puede ser útil para eso.

5. Bullet Journal

Fue mi arma secreta (no tan secreta) antes de los teléfonos inteligentes. Es una forma personalizable de rastrear tus pensamientos, ideas y progreso hacia tus metas. No tienes que hacerlo tan sofisticado como te dicen las redes sociales, pero hazlo si te ayuda a relajarte.

La gente lo usa como una lista de tareas, rastreador de hábitos, forma de recordar momentos felices y mucho más. Pero en lugar de escribir páginas largas de diario, toma la forma de puntos, de ahí el nombre.

6. Diario

De hecho, llevar un diario es una herramienta en sí misma.

6. DIARIO

Llevar un diario es como tener una conversación secreta contigo misma que solo tú puedes ver. Pero los beneficios van más allá de ser un lugar privado para expresar tus pensamientos. Es una herramienta que puede ayudarte a calmar tus pensamientos, profundizar y entenderte mejor a ti misma. Es como una sesión de terapia sin el silencio incómodo y el precio.

Puedes usar un diario para identificar patrones y desencadenantes en tu vida. Al ser honesta contigo misma y plasmarlo en papel, puedes comenzar a ver qué está funcionando y qué no. También puedes analizar y reformular fracasos y/o miedos, que puedes convertir en afirmaciones positivas. Es como vaciar tu cerebro, pero con un propósito.

Ahora, la pregunta es, ¿a mano o por aplicación? Escribir a mano tiene sus ventajas; te ayuda a bajar la velocidad, y ¿a quién no le emociona la papelería de calidad? Ir a comprar un cuaderno puede incluso ser uno de tus tratamientos diarios. Es como tener un pequeño momento de alegría cada vez que tomas ese bolígrafo especial y abres tu cuaderno. El tamaño importa; asegúrate de elegir un tamaño lo suficientemente grande para escribir cómodamente, pero lo suficientemente pequeño para caber en tu bolso. A5 (8.8" x 5.5") es mi favorito personal.

Por otro lado, las aplicaciones pueden ser más emocionantes y siempre están en tu bolsillo, así que puedes llevar un diario en cualquier lugar y en cualquier momento. Además, algunas aplicaciones tienen funciones interesantes, como indicaciones diarias y recordatorios para mantenerte motivada. Muchas de ellas también te permiten agregar otros medios, como fotos, o dictar en lugar de escribir. Si te gusta lo digital, echa un vistazo a Day One, Daylio, 5 Minute Journal y Grid Diary.

Entonces, ya sea que prefieras el tradicional bolígrafo y papel o la conveniencia de la tecnología, hay un método de llevar un diario para todas.

7. Lista de Gratitud

Una lista de gratitud es una de las técnicas más eficientes que podrías agregar a tu diario, y por eso la he agregado a tu planificador nocturno.

Es realmente simple. Todo lo que tienes que hacer es escribir diez cosas por las que estás agradecida al final de cada día. Puede ser cualquier cosa, desde cosas grandes, como obtener un ascenso o tener una gran cita, hasta las pequeñas cosas, como ver una hermosa puesta de sol, comer tu bocadillo favorito o que el autobús llegue a tiempo.

Ahora, sé lo que estás pensando: "¡Diez cosas! ¡Eso es mucho!" Pero créeme, ahí es donde sucede la magia. Ahí es donde aprendes a superar los obvios, y sucede la transformación mental. No te preocupes; cuanto más lo hagas, más fácil será.

No solo te ayuda a concentrarte en lo positivo, sino que realmente entrena a tu cerebro para buscar esos pequeños momentos de alegría a lo largo del día. Y, ¿adivina qué te dan esas pequeñas alegrías? ¡Así es, bonitos impulsos de dopamina!

Así que adelante, inténtalo. Pon un cuaderno al lado de tu cama, configura un recordatorio en tu teléfono y comienza a incluir una lista de gratitud en tu rutina nocturna.

8. Lista de Palmaditas en la Espalda

La autocompasión no se trata solo de decirse cosas bonitas y ponerse una cara feliz, se trata de mostrarte realmente amor y amabilidad. Y ¿qué mejor manera de hacerlo que con lo que llamo una "lista de palmaditas en la espalda"?

Esa es otra que he agregado a tu planificador. Esta lista es como una pequeña carta de amor para ti misma. Escribe todas las cosas que has logrado hoy, grandes y pequeñas, y date una palmadita virtual en la espalda. ¿Finalmente terminaste ese proyecto que te ha estado agobiando? ¿Recordaste tomar tu medicamento para el TDAH hoy? ¿Te hiciste una comida deliciosa y nutritiva? ¡Sí, lo hiciste! Y mereces reconocimiento por ello.

Soy una campeona maestra en mirar mi lista de tareas y ver todas las cosas que aún no he hecho (todavía). Y aún cuando marco cosas en mi lista, olvido todas las cosas 'pequeñas' que doy por sentado. Ya sabes a cuáles me refiero: cocinar, llevar a los niños a la escuela a tiempo, lavarme el cabello. Celebrar nuestros logros, incluso los pequeños, es importante porque nos ayuda a desarrollar confianza y autoestima.

Así que tómate un momento para reflexionar sobre tus logros, grandes y pequeños, haz esa lista de palmaditas en la espalda y date un merecido aplauso.

9. Rutina antes de Dormir

Un momento pico para los pensamientos acelerados, es cuando nos acostamos para dormir. Y eso es totalmente comprensible y normal. Esto se debe a que, para muchas personas con TDAH, ese es el único momento en que no estamos ocupadas haciendo algo, así que nuestro cerebro finalmente tiene la oportunidad de procesar todos esos pensamientos. Piensa en ello como un disco duro muy lleno creando una copia de seguridad.

Por eso, es súper importante tener una buena rutina antes de dormir. Una excelente manera de calmar esos pensamientos acelerados es incorporar algunas de las herramientas que acabamos de discutir. Llevar un diario, una lista de gratitud y una lista de palmaditas en la espalda, son todas excelentes para agregar a tu rutina antes de dormir.

El planificador nocturno te ayuda a crear un marco para esa copia de seguridad. Así que, ¿ya sabes, esos planificadores que descargaste al principio del libro? Imprímelos y comienza a usarlos. Cuando llegue la hora de acostarte, anota algunas cosas por las que estás agradecida hoy.

También es hora de revisar las técnicas que hemos explorado en el Capítulo 3 sobre cómo conciliar el sueño y crear la rutina antes de dormir que funcione para ti. ¿A qué hora vas a desconectar de las pantallas? ¿Vas a incluir meditación?

Hablando de meditación, no tiene por qué ser solo una actividad antes de dormir. Profundicemos un poco más.

10. Meditación

¿Sabías que la meditación es una de las formas más efectivas de calmar los pensamientos acelerados en personas con TDAH? ¿Cómo? Bueno, la meditación ayuda a calmar la mente y aumentar la concentración, entrenando al cerebro para estar más presente, y por lo tanto, menos distraído.

Ok, estás pensando: "Y aquí viene otra vez algo de hippismo". ¿Lo estás? Bueno, piénsalo de nuevo. Solo 10 minutos de meditación al día pueden ayudar a reducir significativamente la ansiedad y la depresión. Esa afirmación proviene de un estudio publicado en el *Journal of Attention Disorders*, que investigó los efectos de la meditación diaria en adultos con TDAH.

Y aquí hay otra buena noticia: ¡hay diferentes tipos de meditación, así que puedes elegir lo que mejor te funcione! Si no estás segura de por dónde empezar, puedes encontrar muchas de ellas en Insight Timer, una aplicación gratuita. Aquí hay siete tipos que te pueden gustar explorar:

1. Meditación Guiada de Visualización

Un excelente punto de partida si nunca has practicado. Por lo general, te lleva a través de un escenario, por lo que es muy adecuado para una mente imaginativa con TDAH.

2. Meditación de Escaneo Corporal

Te lleva a través de todo tu cuerpo y es muy útil para centrarte cuando estás pasando por pensamientos acelerados. Puedes hacerlo tú misma o escuchar a alguien que te guíe.

3. Meditación de Bondad Amorosa

Puede realmente ayudar a mejorar el ánimo al hacerte enfocar en deseos positivos para ti misma y para otros.

4. Meditación Trascendental

Un poco más complicada para una mente ocupada. Concéntrate en un mantra o un sonido y suavemente lleva tu atención de vuelta cuando tu mente se desvíe.

5. Meditación de Yoga

La práctica del yoga es una forma de meditación ya que te enfocas en tu cuerpo y respiración. También suele involucrar una 'savasana' donde tu cuerpo está en reposo y te vuelves consciente de tu yo interior.

6. Meditación de Respiración

También puede ser parte de una práctica de yoga. Para este tipo, estás usando tu respiración como un ancla para tu mente. Vamos a ver ejercicios de respiración en breve.

7. Meditación de Atención Plena

Ha habido mucha investigación sobre los beneficios de la meditación de atención plena para personas con TDAH. Así que vamos a echarle un vistazo más de cerca ahora.

¡La meditación puede ser un día de spa para tu cerebro! No se necesitan rodajas de pepino. Solo elige una para probar y cierra los ojos.

11. MINDFULNESS

La atención plena es otra recomendación clásica para personas con TDAH, incluidos los psiquiatras. ¡Y por buenas razones! Si no eres receptiva a algo que suene vagamente espiritual, no te preocupes, hay pruebas. Un estudio publicado en el Journal of Attention Disorders ha demostrado que sólo ocho semanas de práctica de mindfulness, pueden mejorar los síntomas de los adultos con TDAH, particularmente la atención y la impulsividad.

Lo que particularmente me gusta de la atención plena, es que es algo para infundir en tu vida en lugar de una actividad adicional para agregar a tu lista de tareas. Se trata de concentrarse en lo que estás haciendo y estar presente en el momento. Así que comer se convierte en comer con atención, caminar en la naturaleza se convierte en una caminata consciente, correr se convierte en una carrera consciente... captas la idea. Hablando de correr, la aplicación Nike Run Club tiene algunas carreras conscientes, y es gratis.

Aquí hay algunos consejos para ayudarte a convertir cualquier actividad en una consciente:

Conviértete en una detective sensorial

Presta atención a todos tus sentidos. ¿Tienes calor o frío? ¿Cómo se siente el aire o la tela en tu piel? ¿Qué olor puedes identificar? ¿Cuáles son los ruidos de fondo?

Conviértete en un detective emocional

Pregúntate: ¿Cómo me siento? ¿Cuál es el sentimiento principal? ¿Hay otros sentimientos presentes?

Conviértete en una observadora

Toma nota de esas sensaciones y sentimientos con una mente curiosa pero sin juzgar.

Si estás interesada en profundizar más, prueba el libro The Mindfulness Prescription for Adult ADHD: An 8-Step Program for Strengthening Attention, Managing Emotions, and Achieving Your Goals. Otra buena elección es Headspace, la aplicación de referencia para la práctica de la atención plena. No es gratuita, pero podría ser una gran inversión si crees que la atención plena es adecuada para ti.

12. Ejercicios y Técnicas de Respiración

Como acabamos de discutir, la respiración puede ser una práctica de meditación. También es una de esas herramientas de emergencia que puedes sacar de tu caja de herramientas cuando todo se siente demasiado abrumador. ¿Y la mejor parte? Es gratis, y puedes hacerlo en cualquier lugar y en cualquier momento. Simplemente enfocándote en tu respiración durante un par de minutos, puedes obtener resultados que salvan vidas (casi literalmente):

- **Retoma el Control:** tomando respiraciones profundas, puedes ayudar a calmar el sistema nervioso, lo que puede ayudarte a sentirte más tranquila, más centrada y aliviar el estrés y la ansiedad.
- **Mejorar el enfoque:** respirar profundamente aumenta el flujo de oxígeno al cerebro, lo que ayuda con el enfoque y la concentración.
- **Ralentizar los pensamientos acelerados:** enfocándote en tu respiración, te vuelves más consciente de ti misma, lo que promueve la claridad y ayuda a manejar las emociones.

Ahora, si quieres asegurarte de poder aprovechar todos esos beneficios cuando más los necesites, el truco es practicarlo cuando no lo necesites, incluso solo por un par de minutos. Pero intenta hacerlo diariamente. Aquí hay algunos ejercicios para comenzar:

Respiración cuadrada

- Respira por cuatro segundos
- Mantén la respiración durante cuatro segundos
- Exhala durante cuatro segundos
- Mantén la respiración durante cuatro segundos nuevamente

Piensa que estás creando un cuadrado (una caja) con cuatro lados iguales. Esto puede ayudar a regular tu respiración y calmar tu mente.

Respiración 4-7-8

- Respira por cuatro segundos
- Mantén la respiración durante siete segundos
- Exhala durante ocho segundos

Es un poco más largo el tiempo de retención en la exhalación, pero puede ayudar a relajar tu cuerpo y mente.

Respiración del león

- Inhala profundamente por la nariz
- Exhala con fuerza mientras sacas la lengua y haces un sonido "ha".

Puede parecer un poco tonto, pero esta técnica puede ayudar a liberar la tensión en tu cara y garganta y promover la relajación.

Recuerda, es importante practicar estas técnicas todos los días, incluso cuando no te sientas abrumada, para que se conviertan en algo natural cuando más las necesites.

13. Sofrología

Sé que podría sonar como un pastel francés elegante, pero en realidad es una técnica de relajación que está ganando popularidad. Es como mindfulness, pero con algo más en comparación con la Reducción del Estrés Basada en Mindfulness (MBSR). Se siente más dinámico e interactivo, lo que puede parecer atractivo para el cerebro con TDAH.

La sofrología combina la relajación, ejercicios de respiración, movimientos suaves, visualización y el sonido de la voz. Ayuda a las personas a alcanzar un estado de relajación dinámica, que es diferente de estar simplemente calmado o consciente.

Si buscas algo un poco más dinámico, esto podría ser perfecto para ti. El libro de Dominique Antiglio, The Life-Changing Power of Sophrology, es un buen punto de partida.

Si tienes curiosidad, prueba tanto MBSR como la sofrología y ve cuál resuena contigo.

14. YOGA NIDRA

Ahhh... Me siento relajada solo de escuchar esas dos palabras. No sé por qué no se discute más en la comunidad de TDAH, porque el Yoga Nidra puede ayudar a reducir el estrés, la ansiedad y el insomnio. Justo lo que nuestros cerebros necesitan, ¿verdad?

¿Conoces esa fatiga intensa cuando estás demasiado cansada para pensar o hacer cualquier cosa? Cuando has quemado toda la energía y ni siquiera es media tarde, y todavía tienes un montón de cosas en tu lista de tareas pendientes? Bueno, ¡Yoga Nidra al rescate!

A primera vista, puede parecer otra forma de meditación guiada, pero va mucho más allá. Lo practicas acostándote, lo que te lleva a un estado profundo de descanso sin quedarte dormida. Es una sensación extraordinaria. Te permite relajarte y recargarte simultáneamente, tanto física como mentalmente. Es como una siesta energizante para el cuerpo y la mente.

¿Quieres saber la ciencia detrás de esto? ¡Aquí la tienes! Puede aumentar la actividad en la corteza prefrontal. Ya sabes, esa es la parte del cerebro responsable de la toma de decisiones, la atención y el autocontrol. También puede disminuir la actividad en la amígdala. Esa es la parte del cerebro responsable de la respuesta de lucha o huida. Eso se midió en un estudio sobre el impacto del Yoga Nidra en la salud mental de profesores universitarios.

Entonces, si te sientes mental o físicamente agotada, o ambas, pruébalo y agradéceme más tarde. Encontrarás muchas relajaciones guiadas de yoga nidra, incluidas en las aplicaciones Insight Timer y Down Dog mencionadas anteriormente.

15. Terapia

Ah, terapia. Supongo que he estado guardando lo más obvio para el final. Puede que no quieras escuchar esto, pero la terapia ayuda. Bueno, a menudo ayuda.

Por supuesto, hay muchos tipos de terapias entre los que puedes elegir, pero la Terapia Cognitiva Conductual (CBT) y la Terapia Conductual Dialéctica (DBT) son las que reciben excelentes críticas cuando se trata de manejar el TDAH.

CBT

> Bien, ¿qué es eso?

> Es una forma de terapia de conversación que se enfoca en identificar y cambiar patrones de pensamiento y comportamiento negativos.

> Está bien. ¿Y cómo puede ayudar a los adultos con TDAH?

> Se centra en patrones de pensamiento y comportamiento negativos y crea nuevas estrategias de afrontamiento para mejorar un comportamiento particularmente problemático. Por lo general, gira en torno a problemas prácticos de funcionamiento diario, como la gestión del tiempo, la organización, el enfoque, la productividad o la autoestima.

> Ahora, seamos realistas, ¿realmente funciona?

> Bueno, según la investigación, la respuesta es básicamente sí.

Un metaanálisis de 19 estudios publicado en el Journal of Consulting and Clinical Psychology, encontró que la CBT tiene un efecto súper positivo en los síntomas del TDAH. ¿Y la mejor parte? ¡Fue particularmente efectiva para adultos! Es tan buena que voy a mencionar otro estudio: hubo uno notable publicado en la Revista de la Academia Estadounidense de Psiquiatría Infantil y Adolescente (Journal of the American Academy of Child & Adolescent Psychiatry), que encontró que la CBT era tan efectiva como la medicación para reducir los síntomas del TDAH. ¡Vaya! [Aplausos]

DBT

Bien, vamos a la DBT ahora. ¡El nuevo chico en el bloque! Bueno, se desarrolló en la década de 1970 pero es menos conocido que la CBT. Originalmente, fue diseñado para personas con trastornos de la personalidad, pero ahora se usa para varios problemas, incluyendo TDAH y ansiedad.

> Entonces, ¿qué es eso?

>> El acrónimo significa Terapia Conductual Dialéctica, y es una mezcla de CBT y mindfulness. Ya sabes cómo ambos pueden ayudar a las personas con TDAH, así que suena bien, ¿verdad?

> Pero, ¿cómo funciona?

>> Toma lo mejor de la CBT para crear cambio, pero usa mindfulness para promover la aceptación también. Así que mientras reformulas patrones de pensamiento y comportamiento, también aceptas tus emociones o situaciones difíciles. Se enfoca en la regulación emocional, habilidades de afrontamiento, comunicación y relaciones.

> ¿Y realmente, realmente funciona?

>> Bueno, de nuevo, en resumen, ¡sí!

Según un estudio publicado en el Journal of Consulting and Clinical Psychology, la DBT puede tratar eficazmente a individuos con TDAH.

La terapia no es barata, pero esos tipos de psicoterapias conductuales suelen ser limitados en tiempo, y a veces están disponibles en entornos grupales, así que no te estás inscribiendo para diez años de acostarte en un sofá. Dependiendo de dónde vivas, incluso podrías obtener algunas sesiones como parte de tu plan de tratamiento. Ciertamente vale la pena investigar, ya que no debemos subestimar el poder de trabajar con otro ser humano, ya sea uno a uno o en grupo.

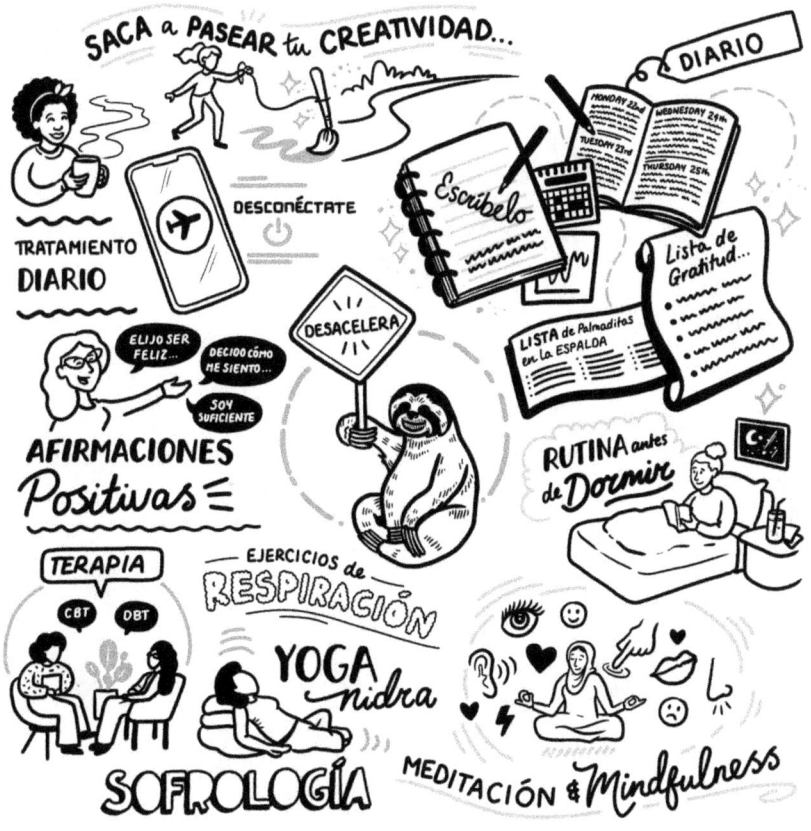

Ahora estás equipada con 15 técnicas probadas que pueden hacer una gran diferencia en tu vida. Así que pon tu mejor mentalidad experimental, explora, pruébalas, recopila tus hallazgos y quédate con las que mejor funcionen para ti. En el próximo capítulo, profundizaremos en el complicado mundo de las emociones, y todas las herramientas que acabamos de mencionar aquí, te harán más fuerte para montar esa montaña rusa.

intermedio empoderador

¿Estás lista para difundir el amor por "Mujeres Empoderadas con TDAH" y elevar a otras en su camino con el TDAH? Dejar una reseña en Amazon es tan fácil como 1-2-3:

1. Visita la página del libro en Amazon.
2. Desplázate hacia abajo hasta "Opiniones de clientes".
3. Haz clic en "Escribir una opinión".

Expresa tus sentimientos, como si estuvieras hablando con una amiga. Comparte percepciones y partes favoritas. Describe cómo te sientes al leer el libro. Resalta su tono único.

¡Siéntete libre de ser creativa! Añade una foto o un video para un toque personal.

Para dejar una reseña, visita: mybook.to/tdahesprint

O escanea el código QR a continuación para acceder directamente.

Enciende ese sentimiento cálido y empoderador. Tu reseña auténtica puede encender la inspiración, guiando a otras hacia el apoyo que tanto anhelan.

Gracias por ser una parte esencial de este movimiento empoderador.

CAPÍTULO CINCO
emociones empoderadas

¿POR QUÉ TUS EMOCIONES ESTÁN POR TODAS PARTES Y QUÉ PUEDES HACER AL RESPECTO?

¿Alguna vez sientes que tus emociones están al mando y tú solo estás en el asiento del pasajero? No estás sola. Muchas de nosotras compartimos este mismo sentimiento. Lidiar con las emociones a menudo va de la mano con el TDAH, y los efectos pueden ser devastadores. No pretendo aguar la fiesta aquí. Solo quiero decir que el dolor es real y la lucha puede ser seria.

Hay muchas razones para esto, y la buena noticia es que ya hemos avanzado algo. Con todos esos pensamientos acelerados, una mente abrumada es un terreno muy fértil para emociones intensas. Así que, al calmar la mente, como vimos en el capítulo anterior, ya estás teniendo una ventaja. Recuerda que lo mejor que puedes hacer, una vez que hayas encontrado una técnica que te guste, es practicarla diariamente para que se convierta en algo natural cuando más la necesites.

Otra cosa que puede desencadenar emociones es la sobrecarga sensorial. Cuando tus sentidos son bombardeados con demasiada información, puede causar un colapso. Así que revisa la parte 5 del Capítulo 3 si la necesitas. Esa es la que trata sobre problemas sensoriales. Vale la pena hacer los ajustes que funcionen para ti, ya que podría hacer una gran diferencia en tu bienestar emocional.

Ahora que tienes esas herramientas bajo el brazo, exploremos tres causas principales de desregulación emocional cuando se trata de TDAH. Y, sí, por supuesto, también veremos estrategias para lidiar con ellas.

1. Desregulación Emocional

Bien, si no estás familiarizada con el término, la desregulación emocional es cuando tus emociones parecen tener mente propia y pasan de cero a cien más rápido que un guepardo sobre patines. Podrías encontrarte sintiéndote súper enojada, ansiosa o triste en un abrir y cerrar de ojos. Lo peor es que una vez que estás ahí, controlar estas emociones se vuelve realmente difícil.

No solo es un lugar muy incómodo para estar, sino que también puede crear mega problemas en las relaciones, tanto en el trabajo como en casa. Las personas en tu vida, así como completos extraños, podrían luchar para entender por qué estás reaccionando así.

La desregulación emocional en cerebros con TDAH, es como tener un vuelo turbulento de emociones sin cinturones de seguridad.

¿Qué dice la ciencia?

Un estudio publicado en el Journal of Attention Disorders, encontró que los adultos con TDAH informaron niveles significativamente más altos de desregulación emocional que los adultos sin TDAH.

Okay, pero ¿por qué somos así? La corteza prefrontal, que es como el "centro de control" de nuestras emociones, podría no estar tan activa en personas con TDAH. Así que parece que los comandos en ese vuelo turbulento no están a pleno poder.

Pero la desregulación emocional también puede ser resultado del estrés y la frustración que viene con el TDAH. Es como tratar de leer, escuchar un podcast, comer, beber y tejer al mismo tiempo, mientras el avión vuela a través de una tormenta. Y recuerda, no tenemos cinturones de seguridad y nos acaban de pedir que nos pongamos la máscara de oxígeno. ¡Dénnos un respiro!

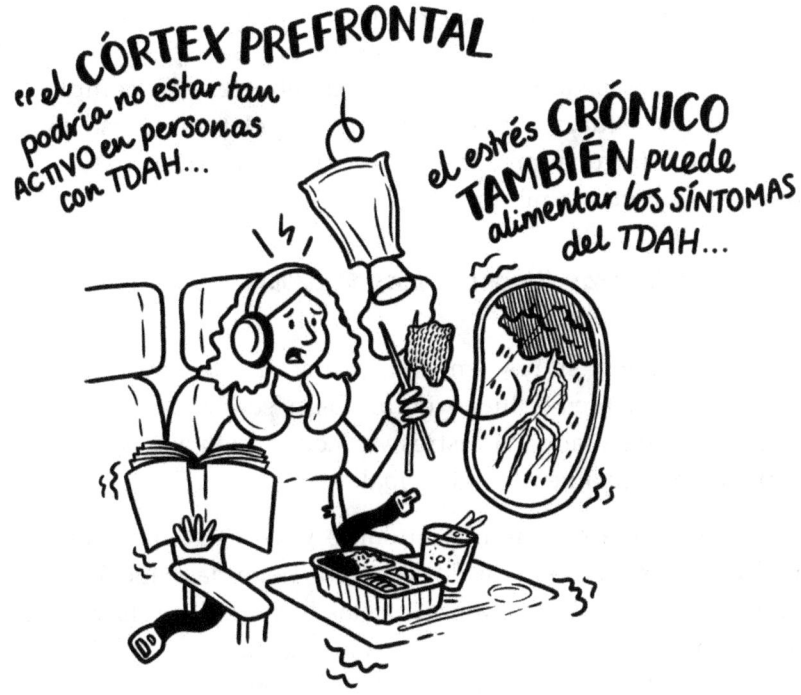

Con el tiempo, este estrés crónico puede hacer que sea aún más difícil regular nuestras emociones. Es como un ciclo interminable de agitación emocional. Cuando el estrés es constante, nuestros cerebros simplemente no pueden hacer frente. No sólo los cerebros con TDAH, por cierto. ¿Recuerdas esa corteza prefrontal que acabamos de mencionar? Bueno, simplemente no puede seguir el ritmo de las demandas. El piloto está haciendo lo mejor que puede, pero los comandos están perdiendo poder, las luces están parpadeando y la tormenta se intensifica...! No sé tú, pero me siento estresada solo de pensar en ello.

Como resultado, nuestras respuestas emocionales se vuelven más intensas e impredecibles. Las cosas más pequeñas pueden desencadenar una avalancha de emociones, como una chispa encendiendo una caja de fuegos artificiales. Tu frustración puede dispararse, la paciencia puede disminuir, y la capacidad de recuperarse de los contratiempos puede parecer inalcanzable.

Pero espera, ¡hay más! El estrés crónico no solo afecta tu regulación emocional, sino que también alimenta los mismos síntomas del TDAH. Es un golpe doble. La niebla cerebral se espesa, la atención vacila y la impulsividad toma el centro del escenario, complicando aún más tus esfuerzos para navegar por el tumultuoso mar de emociones. Afortunadamente, las herramientas del capítulo anterior pueden ayudar a minimizar el estrés.

Los Efectos Emocionales Secundarios

Levanta la mano si tus emociones afectan tu comportamiento, luego te arrepientes y luego empiezas a sentirte avergonzada y culpable, lo que añade más estrés y preocupación a la ecuación. ¡Sí, mi mano definitivamente está arriba!

Eso se llama una emoción secundaria, y así es como terminamos con dos problemas en lugar de solo uno. Tienes la emoción original con la que lidiar, y ahora también estás luchando con la vergüenza y la culpa de tu reacción. Tal vez hayas gritado a tus hijos o a tu jefa, y te sientes terrible por ello. Pero es como intentar apagar un fuego con gasolina, ciertamente no es el mejor enfoque.

Las herramientas de autocompasión son útiles en esta situación. ¿Recuerdas el Capítulo 4? Podemos usar herramientas de autocompasión como la lista de palmadas en la espalda, hablar con una amiga o usar uno de los ejercicios de respiración para calmarnos.

Así que, si sientes que tus emociones están por todas partes, respira profundamente y recuerda que no estás sola. Ponte esa máscara de oxígeno y el cinturón de seguridad mientras examinamos las estrategias que te ayudarán muy pronto, lo prometo. Justo después de la parte 2, de hecho.

2. Sensibilidad al Rechazo

Hablemos de la sensibilidad al rechazo o Disforia por Sensibilidad al Rechazo (RSD). No es un síntoma oficial del TDAH ni un diagnóstico médico, pero es algo que la mayoría de las mujeres con TDAH experimentan. Un estudio publicado en la Revista de Trastornos de Atención (Journal of Attention Disorders), en 2012 examinó la relación entre el TDAH, la RSD y la desregulación emocional en adultos. Una vez más, encontró que aquellos con TDAH tenían más probabilidades de experimentar síntomas de RSD, como reacciones emocionales intensas al rechazo, ansiedad elevada en situaciones sociales y un fuerte deseo de aprobación social.

Con la RSD, cada mirada de reojo o comentario inocente se convierte en un ataque personal, enviando tus emociones a un torbellino. Es como llevar una lupa sobre tu corazón, amplificando cada desaire percibido.

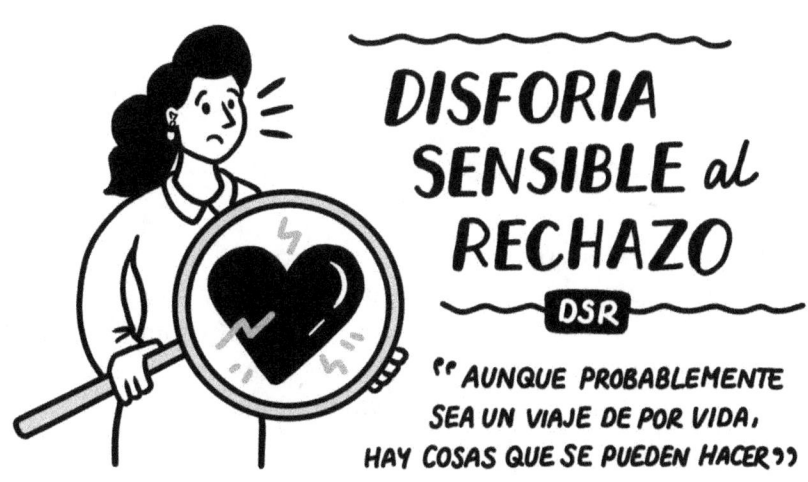

Y, junto con el TDAH, pueden crear un ciclo vicioso y desagradable: tus rasgos de TDAH pueden llevar a olvidos, desorganización o acciones impulsivas, lo que puede resultar en errores o malentendidos. ¿Y adivina qué? La RSD se mete de lleno en la mezcla, haciéndote sentir como un fracaso, amplificando cualquier crítica o rechazo y desencadenando reacciones emocionales intensas, lo que puede llevar a más olvidos y todo lo demás.

Algunas reacciones comunes al rechazo o rechazo percibido son:

- Estallidos cuando se enfrenta al rechazo, incluyendo físicamente como ira o lágrimas
- Quedarse callada o de mal humor
- Sentirse como un fracaso
- Sentirse avergonzada o cohibida
- Autocrítica negativa
- Convertirse en alguien complaciente
- Dificultad para formar y mantener relaciones

Puede ser diferente para cada persona, pero la RSD no es una broma, y la intensidad del dolor puede sentirse insoportable. Pero por favor, ten esperanza; aunque es probable que sea un viaje de por vida, hay cosas que se pueden hacer, así que sigue leyendo porque la ayuda está en camino.

3. TU GUÍA DE 7 PASOS PARA REGULAR LAS EMOCIONES

La buena noticia es que si has leído el capítulo anterior, ya estás bien equipada para lidiar con las emociones. Pero hay otros pasos que puedes tomar para ayudarte a recuperar el control y sentirte más en paz. Vamos a explorar siete formas de ayudarte a manejar la desregulación emocional en el contexto del TDAH.

1. Técnicas a largo plazo

Como se mencionó en el Capítulo 4, la TCC, la TCD, la atención plena, la escritura en un diario y la autocompasión, todos ayudan con la regulación emocional. Desearía poder decirte que se trata de un procedimiento indoloro de cinco minutos, pero no es así. Es un viaje de toda la vida, y la consistencia es clave. Y sé que es complicado cuando la consistencia es una de las cosas con las que luchamos. Pero si practicas una o más de estas técnicas regularmente, es probable que tu regulación emocional general mejore, y que la frecuencia e intensidad de las emociones se reduzca.

Pero, ¿qué podemos hacer ahora mismo? Cuando nos sentimos completamente abrumadas por las emociones. Me alegra que lo preguntes. Vamos a ver.

2. Retrocede y cálmate

Cuando las emociones están a flor de piel, presiona el botón de pausa lo antes posible. Para mí, este es el pilar fundamental para manejar cualquier situación intensa. Si logro retirarme de la situación y esperar, tengo un 99% de probabilidades de reaccionar de una manera que me haga sentir bien.

Así que desconéctate, silencia ese chat, no revises ese correo electrónico, excúsate de la conversación, lo que sea necesario. Luego sal a caminar, encuentra un espacio tranquilo, toma un descanso sensorial o practica ejercicios de respiración. Y deja que se enfríe.

3. Identifica el sentimiento

Las emociones pueden ser cosas escurridizas que se esconden en los rincones y grietas de tu cuerpo. Juega a ser detective y localiza dónde se está escondiendo físicamente. ¿Es un nudo en el estómago o un nudo en la garganta? Te ayudará a comprender mejor lo que estás experimentando y a llegar al paso 4.

4. Nómbralo para dominarlo

¿Qué es ese sentimiento? ¿Es ira? ¿Qué tipo de ira? ¿Es rabia? ¿Es frustración? Intenta precisar exactamente lo que estás sintiendo. Darle un nombre te ayuda a comprenderlo mejor, y puede incluso reducir su intensidad. Es como arrojar luz sobre una figura sombría, revelando su verdadera naturaleza.

5. ¡Escribe, escribe, escribe!

Toma un bolígrafo y papel, o en digital, y anota tus emociones y desencadenantes. Una vez que la tormenta haya pasado y el avión se haya estabilizado, tómate un momento para reflexionar sobre lo que sucedió. Hazte preguntas como ¿qué desencadenó mis emociones? ¿Cómo reaccioné? ¿Qué podría hacer diferente la próxima vez? ¿Recuerdas la responsabilidad curiosa del Capítulo 2? Es un momento en el que puede ser útil. Puede ayudarte a identificar patrones y soluciones potenciales para manejar esas emociones molestas en el futuro.

6. Sepárate de la emoción

Recuerda, no eres tus emociones. Prueba esta afirmación: "Este es solo un momento aislado, no toda mi vida". Es como un recordatorio gentil de que las emociones son sólo visitantes temporales. Se irán, y tú eres la que controla tu casa emocional.

7. Sacúdelo

¡Canaliza a tu Taylor Swift interior y sacude esas emociones! Sal a correr, golpea el aire o baila como si nadie estuviera mirando porque, francamente, nadie debería estar mirando. Después de haberlo dejado atrás, concluye con alguna actividad física. Te ayudará a liberar cualquier emoción y energía reprimida que pueda quedar.

Espero que te sientas más empoderada para regular tus emociones con este marco de 7 pasos. Pero recuerda que el poder está en las soluciones a largo plazo que hemos discutido. Es un viaje, pero de todos modos estás en él, así que es mejor elegir el camino que te ayude a dirigir tus emociones en una dirección positiva.

4. Hormonas, estados de ánimo y mujeres con TDAH

Supongo que no es revolucionario decir que las hormonas pueden impactar enormemente en nuestros estados de ánimo, ¿verdad? (Sí, te estoy mirando a ti, síndrome premenstrual). Bueno, molestamente, para las mujeres con TDAH, ese impacto puede ser aún mayor. Esto se debe a que somos más propensas a las fluctuaciones hormonales, lo que puede llevar a la desregulación emocional.

Un estudio en el Journal of Clinical Psychology reveló que nuestros síntomas premenstruales son más severos en comparación con las mujeres sin TDAH. Estoy hablando de cosas encantadoras como cambios de humor, ansiedad, depresión e irritabilidad. Y ese estudio fue inequívoco, porque los hallazgos fueron los mismos incluso después de controlar otros factores como la edad, la anticoncepción hormonal y el historial psiquiátrico previo.

Lo que realmente me irrita, además de los síntomas premenstruales (SPM), es que a pesar del claro impacto de las hormonas en las mujeres con TDAH, todavía hay una falta de investigación. Muchos estudios sobre el TDAH se han centrado principalmente en participantes masculinos, lo que significa que todavía tenemos mucho que aprender sobre cómo las hormonas impactan en las mujeres con TDAH.

La Hormona Estrella del Rock

Investigaciones sugieren que podría haber una conexión entre el estrógeno y los síntomas del TDAH en mujeres. Si no sabes sobre el estrógeno, déjame presentártelo. Esta hormona es como la estrella de rock de nuestro cuerpo; regula el ciclo menstrual, apoya la salud reproductiva y le gusta bastante dirigir el espectáculo fisiológico.

"Los estrógenos no sólo son cruciales en la maduración sexual y la reproducción, sino que también están muy involucrados en una amplia gama de funciones cerebrales, como la cognición, la memoria, el neurodesarrollo y la neuroplasticidad." afirma un artículo de 2021 en el International Journal of Molecular Sciences, que analizó el papel de los receptores de estrógeno y su señalización en trastornos psiquiátricos, incluido el TDAH.

Así que resulta que el estrógeno podría tener una influencia secreta en esos síntomas del TDAH. Es como si el estrógeno se uniera al escuadrón del TDAH para un baile improvisado.

Un aspecto intrigante es cómo los niveles de estrógeno festejan durante el ciclo menstrual. Suben y bajan, y parece que algunas mujeres con TDAH experimentan cambios en sus síntomas durante estas deslumbrantes actuaciones hormonales. Y el resultado de su comportamiento salvaje es una disminución en el enfoque, un aumento en la impulsividad y dificultades de atención durante fases específicas del ciclo menstrual.

Pero el estrógeno no se detiene ahí. También es un jugador astuto en la orquesta química del cerebro, conocida como neurotransmisores. Piensa en los neurotransmisores como los maestros de la música de ánimo, atención y control de impulsos. El estrógeno podría entrar, sacar su batuta y comenzar a dirigir la sinfonía de neurotransmisores. Se cree que el estrógeno puede influir en la actividad de ciertos neurotransmisores como la dopamina y la serotonina, que tienen un papel protagonista en el TDAH. Entonces, el estrógeno podría estar contribuyendo a aumentar el volumen de esos síntomas del TDAH.

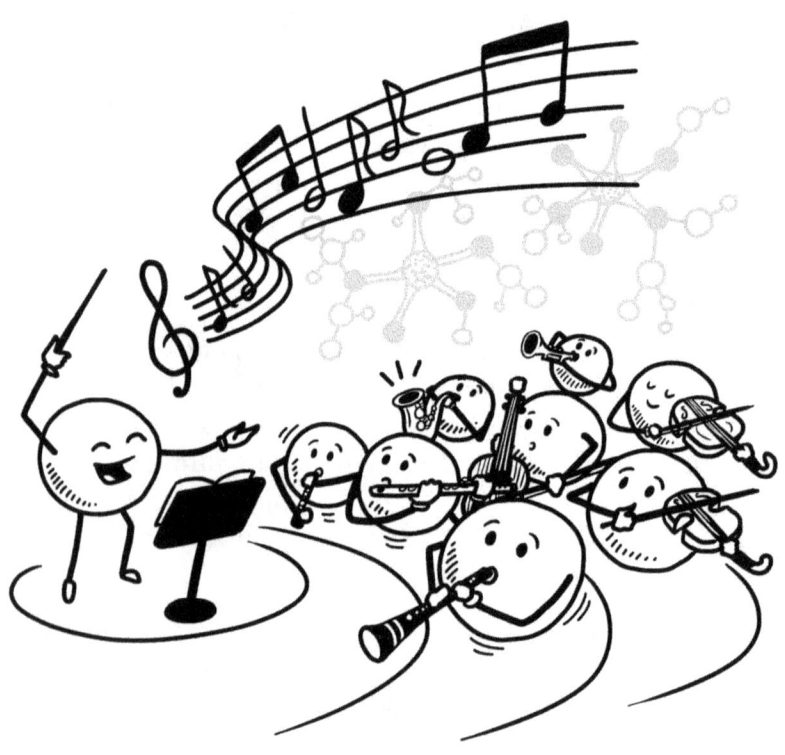

Y adivina qué; El estrógeno también le encanta meterse en el departamento de funciones ejecutivas. Ya sabes, esos procesos cognitivos responsables de la planificación, toma de decisiones y autorregulación. El estrógeno ondea su varita, y de repente las funciones ejecutivas se ven atrapadas en un torbellino.

Ahora, necesito agregar una palabra de precaución. Todavía hay mucho desconocimiento sobre la relación entre el estrógeno y el TDAH, y la investigación es muy nueva, así que, esperemos que pronto haya más.

La experiencia de cada mujer con el TDAH y el estrógeno es única, por lo que no todas las guerreras del TDAH necesariamente tendrán un asiento en primera fila en el espectáculo del estrógeno. Si eres una mujer menstruante con TDAH y notas una correlación sospechosa entre tu ciclo menstrual y cambios en tus síntomas del TDAH, podría valer la pena convertirte en una detective de síntomas. Rastrea esos síntomas a lo largo de tu ciclo, recopila pistas y desarrolla estrategias que se ajusten a tus necesidades individuales.

La vida de una mujer

Nuestras hormonas cambian a lo largo de nuestra vida, desde la pubertad hasta la menopausia, y para algunas de nosotras, a través de embarazos. Así que a medida que cambian, también lo hace su impacto en los síntomas del TDAH.

Ya hemos examinado el ciclo menstrual, pero realmente vale la pena prestar atención a su impacto en nuestras emociones. Curiosamente, un estudio publicado en el Journal of Attention Disorders, encontró que las mujeres con TDAH informaron mayor dificultad con la regulación emocional durante la fase premenstrual de su ciclo menstrual, en comparación con la fase folicular.

El embarazo y el posparto traen sus propios desafíos hormonales, así que combinados con el TDAH, pueden ser, bueno… interesantes. Algunas mujeres con TDAH lucharán más durante el embarazo. Mientras que algunas pueden ver una mejora en las funciones ejecutivas, impulsividad e hiperactividad, gracias al aumento de niveles de estrógeno y progesterona. El posparto puede ser más complicado de transitar con hormonas fluctuantes, y también están todos los desafíos extra, no hormonales, como la privación del sueño.

Luego, el embarazo también plantea la cuestión de la medicación y qué hacer al respecto durante el embarazo. Obviamente, esa es una conversación para tener con tu médico, pero el cambio en la medicación afectará tus síntomas, por supuesto.

Y luego llega la menopausia, ¡y la caída de los niveles de estrógeno puede golpear fuerte! Tan fuerte que tenemos todo un subcapítulo sobre ello.

¡Pero no te preocupes! Como veremos un poco más adelante, hay muchas soluciones no medicinales para ayudar a manejar los síntomas del TDAH durante estos altibajos hormonales.

EL CAMBIO

Ah, las alegrías de la menopausia. Sofocos, cambios de humor y trastornos del sueño. Es como pasar por la pubertad de nuevo, pero esta vez con arrugas y una hipoteca. Y para las mujeres con TDAH, puede ser aún más desafiante. No te va a gustar lo que sigue, pero vamos a superarlo juntas.

Investigaciones, como la publicada en la revista Menopause, indican que las mujeres con TDAH pueden enfrentar desafíos distintivos durante la menopausia. Los cambios hormonales de la menopausia y la perimenopausia pueden afectar las funciones cerebrales. Así que eso hace que las funciones ejecutivas y la regulación emocional sean aún más complicadas de lo que normalmente son.

También los cambios de humor pueden ser más intensos durante la menopausia para las mujeres con TDAH. Las fluctuaciones hormonales pueden interactuar con la desregulación emocional ya existente asociada con el TDAH. ¿El resultado? ¡La montaña rusa emocional más salvaje del mundo acaba de volverse más salvaje!

Un estudio publicado en la Journal of Women's Health, encontró que las mujeres con TDAH que estaban pasando por la menopausia, informaron niveles más altos de síntomas cognitivos y emocionales en comparación con mujeres con TDAH que no estaban pasando por la menopausia.

Sin embargo, es importante señalar que la investigación que se enfoca específicamente en la interacción entre el TDAH y la menopausia es limitada, por lo que aún se necesita más investigación. Pero independientemente de los datos, lo crucial es que prestes atención a tus síntomas y tomes nota de los cambios. Eres la experta en ti misma y es posible que necesites abogar por ti. Si sientes que la menopausia está llevando tus síntomas del TDAH a otro nivel, consulta con profesionales de la salud que idealmente entiendan tanto el TDAH como la menopausia.

Tu guía para manejar las hormonas

Manejar las hormonas y el TDAH puede sentirse como un acto de malabarismo, ¡pero no temas! Esta guía práctica está aquí para ayudarte a transitar los desafíos y encontrar un equilibrio armónico. Con estos consejos, podrás tomar el control de tu viaje hormonal y optimizar tu manejo del TDAH como una profesional.

1. Conoce tu ciclo

Lleva un calendario o usa una aplicación de seguimiento como "Clue", para anotar las fechas de inicio y fin de tus períodos. Hacer seguimiento de tu ciclo menstrual te ayudará a anticipar los cambios hormonales y ajustar tus estrategias de manejo del TDAH en consecuencia.

Presta atención a cualquier cambio en los síntomas del TDAH, cambios de humor o niveles de energía en los días previos a tu período. Reconocer los síntomas del síndrome premenstrual (SPM) puede ayudarte a planificar con anticipación e implementar mecanismos de afrontamiento.

2. Establece rutinas consistentes

Las fluctuaciones hormonales pueden alterar los patrones de sueño, lo que puede empeorar los síntomas del TDAH. Establece una rutina de sueño constante para asegurarte de obtener un descanso de calidad y recargar tu cerebro. ¿Necesitas ayuda? Vuelve al Capítulo 3.

Establece horarios regulares para comidas, medicación, ejercicio y otras actividades. Sé que suena aburrido, y eso no es lo que quieres escuchar, pero crear una rutina diaria estructurada, proporciona estabilidad y ayuda a mitigar el impacto de las fluctuaciones hormonales en los síntomas del TDAH.

3. Terapia

Como hemos visto antes, la terapia también puede ser increíblemente útil para manejar los síntomas del TDAH, siendo la terapia cognitivo-conductual (TCC) un enfoque particularmente efectivo tanto para el TDAH como para los síntomas de la menopausia. Y recuerda utilizar las herramientas que ya hemos discutido, cómo la meditación de atención plena y las técnicas de regulación sensorial.

4. Dieta

La dieta puede desempeñar un papel importante en la regulación del estado de ánimo y los niveles de energía, por lo que es importante centrarse en llevar una dieta saludable y equilibrada, con abundancia de alimentos integrales, y limitar el azúcar y la cafeína. Para refrescar tu mente, consulta el Capítulo 3.

Podrías considerar suplementos como el ginseng, la hierba de San Juan, el cohosh negro y el Ginkgo, pero consulta primero con tu médico.

5. Comunícate con tu proveedor de atención médica

Comparte tus experiencias hormonales. Habla de los cambios que notas en tus síntomas del TDAH durante diferentes fases de tu ciclo menstrual o durante la perimenopausia con tu proveedor de atención médica. Si no te escuchan, cambia de proveedor. Sé que puede ser más fácil decirlo que hacerlo, pero deberían poder considerar las fluctuaciones hormonales al examinar tu tratamiento. Pueden ser ajustes no farmacológicos, o un cambio en la medicación, o agregar tratamiento hormonal, o tratamientos alternativos.

6. Prioriza el autocuidado

Sé que planificar un regalo puede parecer demasiado trabajo cuando estás exhausta y abrumada. Pero lo repetiré una vez más: la forma más alta de autocuidado no es un baño de burbujas; es cuidar de ti misma. Así que vuelve a lo básico: come bien, duerme bien, muévete bien.

Una vez que eso esté en su lugar, da a tu cerebro una mini experiencia de spa, recuerda la meditación, los ejercicios de respiración, el yoga nidra, etc. Revisa para encontrar una práctica relajante que te guste.

Ahora podemos mirar los regalos relajantes, y si es un baño de burbujas, ¡tienes mi bendición! También podría ser un paseo con una amiga, una clase de cerámica o leer un buen libro.

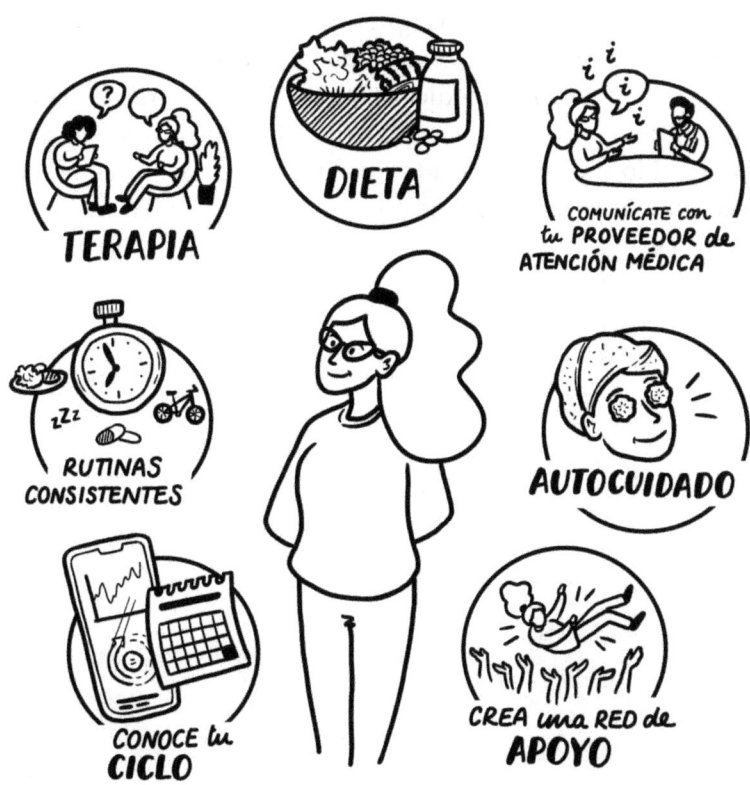

7. Crea una red de apoyo

Habla sobre ello. Hormonas, embarazo, ciclos y particularmente la menopausia, ya no son los temas tabú que solían ser.

Mientras tengas en cuenta que tu viaje es único, comparar notas puede ser muy útil. Es probable que descubras que no eres la única con esos síntomas, y encontrar a alguien que entienda puede ser muy reconfortante.

Siéntete libre de hablar con tu pareja, amigos cercanos y miembros de la familia, incluso si no están pasando por lo mismo. Ayudará a que comprendan por qué te sientes o te comportas de cierta manera.

Es innegable que las hormonas impactan nuestros síntomas del TDAH, y es irritante que no haya más investigación para guiarnos en este viaje. Sin embargo, has aprendido a jugar a ser detective y a defenderte a ti misma en el camino cuando busques ayuda de proveedores de atención médica. Y hay muchas herramientas prácticas que puedes utilizar para manejar el baile hormonal, así que pruébalas. No he mencionado el humor y la paciencia, pero también valen la pena mencionar, ya que pueden ser aliados valiosos en este camino.

CAPÍTULO SEIS

empoderada en casa

DE UNA CASA CAÓTICA A UN HOGAR CALMADO

¿Conoces esa sensación de entrar en una habitación y sentirte completamente abrumada por el desorden y el caos? Como alguien con TDAH, este sentimiento puede amplificarse, haciendo aún más difícil manejar nuestro entorno y sentirnos tranquilas en nuestro propio espacio. Es como si constantemente estuviéramos saltando entre dos modos: o no vemos el desorden en absoluto y lo dejamos acumular, o nos sentimos tan abrumadas por él que ni siquiera sabemos por dónde empezar.

Seamos realistas; una casa desordenada es simplemente un modo de vida para algunas de nosotras. Y si no te molesta, entonces no hay necesidad de estresarse por ello. Olvida lo que dijo la tía Karen: tener una casa desordenada no te convierte en una mala persona, y las personas naturalmente ordenadas no son moralmente superiores. La única razón por la que me interesa compartir consejos sobre cómo ordenar tu casa, es que para muchas de nosotras con TDAH, un hogar desordenado puede ser una verdadera fuente de abrumación y frustración.

Como cerebros con TDAH, nos gusta vivir la vida según nuestras propias reglas. Pero, por otro lado, necesitamos un poco de estructura para mantener las cosas bajo control y aportar algo de calma a nuestra vida diaria. ¡Aquí es donde entran en juego las rutinas!

Ahora, sé lo que estás pensando, "las rutinas son aburridas y rígidas". Pero confía en mí; en realidad pueden ser liberadoras y crear espacio en tu cerebro para cosas más emocionantes.

Lo creas o no, el estado de tu hogar puede impactar enormemente tu salud mental y bienestar. Un hogar desordenado puede llevar a sentimientos de estrés y ansiedad, mientras que un espacio limpio y organizado puede mejorar la autoestima y el estado de ánimo general.

"Pero, ¿por dónde empiezo?", te oigo preguntar. Sigue mis pasos, y te mostraré todos los trucos y consejos que aprendí de la manera difícil.

1. SIMPLIFICA

Primero lo primero: deshazte del desorden en tu espacio. Lo siento, sé que no es lo que quieres escuchar, pero aquí está la simple verdad: cuanto menos cosas poseas, menos tiempo tendrás que dedicar a ordenar.

Sé lo que estás pensando: "Todo muy bien, pero es más fácil decirlo que hacerlo. ¿Cómo y qué exactamente debo deshacerme? No sé por dónde empezar en este enorme lío".

¡De acuerdo, hablemos de eso! Te escucho. Sé exactamente cómo se siente cuando el desorden está gritando en tu cara. Así que aquí hay 11 pasos para hacer que deshacerse del desorden sea menos desalentador y más alcanzable:

1. Encuentra tu por qué

Tómate un minuto para reflexionar sobre por qué te gustaría tener un hogar limpio y ordenado. ¿Es para sentirte menos abrumada? ¿Es para poder invitar a amigas en el último minuto? Tenlo en mente, o mejor aún, escríbelo en tu diario.

2. Comienza pequeño y maximiza el impacto

En lugar de intentar abordar toda la casa de una vez, comienza con un área que te esté causando más estrés y que te dará más satisfacción ver libre de desorden. Te dará una sensación de logro y motivación para continuar. Si no estás segura por dónde empezar, los pisos y superficies suelen ser un buen comienzo. ¿Aún no estás segura? Prueba con uno de estos: encimera de la cocina, mesa del comedor, sofá de la sala de estar, mesa de centro o suelo del dormitorio.

3. Establece un temporizador

A veces, trabajar en ráfagas cortas de tiempo puede ser útil, y es particularmente cierto cuando estamos atascadas y nos sentimos completamente abrumadas por un gran desorden. Así que elige una de esas áreas estratégicas mencionadas anteriormente y establece un temporizador de 10-15 minutos. Concéntrate solo en deshacerte del desorden durante ese tiempo. Una vez que el temporizador se apague, si estás de humor y has empezado a hiperenfocarte, sigue la ola y continúa.

4. Incluye a una amiga (en casa o a distancia)

Deshacerse del desorden puede ser más divertido (y menos abrumador) cuando tienes a alguien que te apoye. Ya sea una amiga, un miembro de la familia o una compañera de responsabilidad virtual, tener a alguien que te anime puede marcar toda la diferencia. Si vives con otras personas, intenta involucrarlas y hacerlo todas juntas al mismo tiempo, incluso puedes convertirlo en una pequeña competencia.

5. Aplica la regla 80/20

Típicamente, solo usamos el 20% de nuestras cosas el 80% del tiempo. Ten esto en mente cuando decidas qué conservar o donar.

6. Sistema de tres cajas

Una para donar, una para tirar, una para guardar. Este sistema simple puede facilitar el deshacerse del desorden. Etiqueta tres cajas y clasifica los artículos en ellas a medida que avanzas. Esto te ayudará a ver el progreso y decidir qué conservar o dejar ir. Este es mi giro en la técnica tradicional de cuatro cajas donde también hay una 'caja de decidir más tarde'. Pero en el mundo del TDAH, eso podría ser una receta para el desastre, y podríamos terminar con una 'caja de decidir más tarde' rondando durante meses, sino años. Hablando de tiempo...

7. Deshazte de las cosas rápidamente

No dejes que esas cajas de basura y donaciones se queden por ahí, o se convertirán en desorden ellas mismas. Deshazte de ellas lo antes posible. Sí, considera el medio ambiente y una forma ética de deshacerte de ellas, pero no te angusties por ello. Sácalas de la casa.

8. Dale un lugar a las cosas

Si las cosas que quieres conservar aún no tienen un lugar, elige uno. Esto facilitará guardarlas y mantenerlas organizadas en el futuro.

9. Devuelve las cosas inmediatamente

Por la misma razón que te deshaces de los objetos; no quieres que una caja de cosas para devolver se quede allí durante meses. Así que no esperes a llenar la caja o terminar de deshacerte del desorden de toda la habitación. Devuelve las cosas después de haber revisado con éxito cada superficie o pequeña área. Si estás trabajando con un temporizador, asegúrate de que los últimos minutos estén dedicados a devolver las cosas para terminar la sesión con una caja vacía.

10. Compra menos y di no a las cosas gratis

Bueno, a menos que realmente, realmente "te alegren la vida". Todos sabemos lo tentador que es tomar cosas gratis, pero es importante recordar que el desorden se acumula rápidamente. Sé consciente de lo que traes a tu hogar y solo conserva lo que realmente necesitas o amas.

11. Repite

Lo siento, el trabajo de deshacerse del desorden nunca termina. Pero... se hace MUCHO más fácil después de la primera vez. No olvides que deshacerte del desorden es un proceso continuo, no un evento único. ¡Sigue adelante y celebra tu progreso en el camino! También querrás desterrar el perfeccionismo y aceptar que un poco de desorden es a menudo parte del diagnóstico del TDAH.

Recuerda, la sensación de logro y la tranquilidad que viene con vivir en un ambiente libre de desorden. Empieza en algún lugar, y pronto experimentarás un pequeño impulso de dopamina cada vez que veas una superficie despejada.

2. Abordando el "floordrobe" (armario en el suelo)

Ahí viene el infame floordrobe, el perfecto ejemplo de cómo el TDAH puede causar estragos en nuestras habilidades de organización.

Es como si una transformación mágica hubiera ocurrido durante la noche, convirtiendo tu habitación en una pasarela de desorden. Camisas y pantalones se convierten en confeti, esparcidos de manera caótica en una celebración de libertad de moda. Calcetines y ropa interior forman alianzas rebeldes, desafiándote a encontrar sus pares correctos. El floordrobe es una entidad viva y respiratoria, constantemente evolucionando y expandiendo sus fronteras.

El floordrobe (o chairdrobe, armario en la silla) es un tema tan vasto que merece ser abordado por separado. Pero como siempre, ¡tengo soluciones para ti! Con estas tres herramientas simples, puedes enfrentarte a ese montón de ropa y convertir tu habitación en un santuario de orden (o algo parecido):

Armario Cápsula

¡Es el arma secreta de la fashionista con TDAH contra el poderoso floordrobe! Imagina esto: una colección seleccionada de ropa elegante y funcional cuidadosamente elegida para minimizar la fatiga de decisiones y maximizar el estilo.

Pero, ¿qué es exactamente un armario cápsula, preguntas? Piénsalo cómo deshacerte del desorden de tu ropa. Un armario cápsula es un guardarropa simplificado con un máximo de 50 prendas que combinan bien entre sí. Tener uno puede ahorrar tiempo y reducir el montón de ropa en el suelo. Dependiendo de dónde vivas, puedes tener diferentes armarios cápsula para diferentes estaciones. Solo imagina el impulso de dopamina de siempre lucir con estilo y solo usar prendas que amas.

La belleza del armario cápsula radica en su simplicidad. En lugar de ahogarte en un mar de ropa, seleccionas cuidadosamente un número limitado de piezas versátiles que realmente amas y en las que te sientes fabulosa. Esto no solo ahorra tiempo y energía preciosa, sino que también te ayuda a mantenerte enfocada y organizada en medio del caos del TDAH.

Para crear tu propio armario cápsula, comienza por ordenar tu colección actual de ropa y despídete de aquellas piezas que ya no te alegren la vida o no encajen con tu estilo personal. ¡Aquí termina el reinado del floordrobe!

Luego selecciona algunas prendas versátiles y de alta calidad que formen la base de tu armario cápsula. Ten en cuenta en qué pasas tu tiempo. ¿Trabajas en una oficina y usas trajes todo el tiempo? ¿Vives en chándales? Pon esos en el centro del escenario y elige piezas adicionales para esas otras ocasiones.

Ahora, echemos otro vistazo a ese suelo. ¿Está despejado ya?

Sin Medidas a Medias

Cuando se trata de la ropa en el suelo, o está sucia o está limpia. Esa zona gris de "la he usado una vez, así que no está limpia, pero podría usarla de nuevo" es la principal culpable del floordrobe (armario en el suelo).

Si están lo suficientemente limpias para usarlas de nuevo, están lo suficientemente limpias para volver a tu armario. Si te da asco y no consideras que estén lo suficientemente limpias para volver a tu armario, pertenecen al cesto de la ropa sucia. Sea lo que sea, no las dejes en el suelo durante días.

Si te sientes cómoda devolviéndolas a tu armario, pero te preocupa que nunca se laven, simplemente puedes ponerlas al revés para saber que sus días están contados. O, si quieres ser súper organizada, compra perchas de un color diferente para esos artículos medio sucios.

Simplificando la Lavandería

La lavandería, ¡oh la lavandería!, parece que nunca termina y también es un gran factor en el dolor de cabeza relacionado con la ropa. Pero con estos trucos simples, podrás simplificar tu rutina de lavandería y tal vez incluso divertirte un poco haciéndolo:

Sé que la reina del desorden, Mari Kondo, nos ha enseñado a doblar todo para que no ocupe espacio en los cajones, pero vamos a rebelarnos: ¡doblar no es para todas! Y no necesitas doblar cada pieza de ropa interior para toda la familia si te hace morir por dentro. Al igual que su aburrido gemelo, el planchado, doblar no te hace moralmente superior. Si no es lo tuyo, no te preocupes, y veamos tres trucos que mantienen el doblado al mínimo.

1. Cuélgalo

Dale un descanso a tu billetera y al planeta: ¡salta la secadora! Reduce el tiempo de doblado colgando la ropa en perchas para secar. Luego pueden volver directamente al armario. Ahí es cuando puedes empezar a sentirte bastante satisfecha por tener ropa limitada (50 prendas o menos), y por lo tanto, espacio en tu armario.

Y esta técnica viene con un beneficio adicional. También minimizará tu necesidad de planchar. La mayoría de las telas secas en perchas estarán bien para usar tal como están o se pueden planchar en poco tiempo.

2. Abolir las parejas

¿Hablamos de la pesadilla de emparejar calcetines? Y si estás lavando para una familia de cuatro en invierno, estamos hablando de 56 calcetines que necesitan emparejarse semanalmente. Sí, he hecho las cuentas, y espero que puedas sentir mi dolor.

El mejor truco es conseguir a cada persona un lote de calcetines exactamente iguales para que no tengas que perder tiempo emparejándolos. ¡Ni siquiera necesitas doblarlos! Simplemente abre tu cajón y toma dos.

3. Simplemente hazlo

Está bien, a veces algunos artículos necesitan ser doblados. En este caso, hazlo de inmediato cuando saques la ropa de la secadora o de la cuerda y devuélvela a su lugar designado. Esto ahorra tiempo, y no vives sacando artículos limpios del cesto de la ropa. Sí, lo he hecho durante años.

3. Mantenimiento (Ordenando y Limpiando)

Seamos claros: ordenar con TDAH es toda una nueva aventura. Pero una vez que hemos atravesado un viaje salvaje y caprichoso por la tierra de calcetines esparcidos, misteriosos conejitos de polvo y tesoros extraviados, queremos mantener la sensación de paz que proviene de un hogar libre de desorden tanto tiempo como sea posible.

El TDAH y la limpieza van juntos como una ardilla y una bellota brillante, pero no te preocupes, en esta extravagante aventura, vamos a descubrir los secretos para domar el caos y mantener el orden en tu espacio.

TDAH... con Orden y Limpieza.

Aceptemos los desafíos únicos (y sus soluciones) que el TDAH trae a la fiesta de la limpieza. Nuestras mentes pueden vagar como mariposas curiosas, saltando de una tarea a otra, ¡pero está bien! Nos emocionan y nos motivan la emoción y la espontaneidad, convirtiendo las tareas mundanas en misiones cautivadoras. Así que ponte tu capa de superhéroe imaginaria porque es hora de conquistar el desorden con estos 6 consejos.

1. Vacía Tus Bolsillos

Ahora, hay un poco de controversia en la comunidad de TDAH sobre pagar a alguien para que lave tu ropa sucia. Literalmente. O cualquier otra tarea de limpieza de la casa, para el caso. Muchas mujeres sienten vergüenza y culpa al respecto. Hablemos claro: tu valía como individuo, incluso como esposa o madre, no se mide por tu capacidad para mantener la casa. Ya no estamos en la época victoriana.

Eres valiosa, tienes muchos talentos y si la limpieza no es uno de ellos y tienes los recursos, entonces, por todos los medios, contrata a una persona de limpieza. ¡No hay vergüenza en eso! Esto es autocuidado y una mejor inversión que un día de spa, si me preguntas. Te lo mereces. Y si no puedes permitírtelo, no estás sola, y no todo está perdido, sigue leyendo: las tareas de hoy son actos de autocuidado que estás anticipando.

2. El Baile de la Distracción

Mientras limpiamos, nuestra atención puede saltar de sacudir un estante a examinar un álbum de fotos antiguo o descubrir un juguete olvidado.

Cambia tu mentalidad y acepta el baile convirtiendo la limpieza en una búsqueda del tesoro, buscando tesoros ocultos mientras sigues avanzando. ¿Quién sabe qué fascinantes artefactos encontrarás en el camino?

3. El Remolino del Tiempo

El tiempo tiene la traviesa costumbre de resbalarse de nuestros dedos como un jabón escurridizo. Pero no temas, ¡valiente alma!

Planea un tiempo regular para limpiar, ya sea una mañana de fin de semana o unos minutos todos los días. La consistencia es clave cuando se trata de mantener un espacio ordenado. Separa un tiempo dedicado para la limpieza y conviértelo en un hábito.

También puedes establecer temporizadores o alarmas para mantenerte en el camino, convirtiendo la limpieza en una carrera contra el reloj. ¿Puedes terminar de ordenar antes de que suene la alarma? Acepta el desafío, y deja que el tiempo sea tu aliado, no tu enemigo.

4. El Carrusel del Desorden

Ah, el Carrusel del Desorden, donde las cosas parecen girar en círculos interminables.

Para conquistar este carrusel de desorden, divide las tareas en porciones pequeñas. Limpia una esquina de la habitación a la vez, o aborda una categoría específica, como ropa o libros. Con cada trabajo completado, sentirás la satisfacción de bajarte del carrusel y entrar en una zona libre de desorden. También podrías crear una lista de tareas para saber qué se necesita hacer y marcar cada ítem a medida que avanzas.

Recuerda esas áreas de enfoque que querías despejar primero. Sigue enfocándote en ellas. Tu estudio puede ser un desastre, pero mientras tu cocina y sala de estar estén ordenadas, tendrás un lugar para descansar e invitar a amigos.

5. El Mezclador de Motivación

La motivación es ese ingrediente elusivo que a veces luchamos por encontrar. No temas, porque tienes el poder de preparar tu propia mezcla motivacional.

Sube el volumen de tus canciones favoritas, baila con la aspiradora y visualiza la alegría de un espacio limpio y organizado. ¿No eres fan de bailar con la escoba? Ponte tu podcast o audiolibro favorito, deja volar tu imaginación y transforma la limpieza en tu merecido tiempo intelectual.

6. El Ejercicio Eficiente

¿Eres fan de matar dos pájaros de un tiro? Yo sí. Como sabes, no soy fan del ejercicio por el ejercicio mismo. Pero sé que el movimiento y un espacio ordenado ayudan a mi salud mental, así que me gusta combinarlos. ¡Boom!

Un poco de música es buena para la motivación, pero también puede darte un poco más de energía en tu caminar. Y si eso no es suficiente, usa pesas en los tobillos o muñecas o ambos. Haz sentadillas para alcanzar la cesta de la ropa o los platos en el lavavajillas. O sube y baja las escaleras cuando necesites devolver cosas.

Convierte tu casa en un gimnasio, y las tareas en el último entrenamiento.

7. El Encuentro de Recompensas

La limpieza puede ser una tarea ingrata, ¡pero no bajo nuestra vigilancia!

Establece un sistema de recompensas para celebrar tus triunfos en el camino. Date un capricho con un delicioso refrigerio, tómate un descanso para ver un divertido video de gatos, o tal vez sea el momento de disfrutar de ese baño de burbujas. Deja que las recompensas alimenten tu entusiasmo y mantengan viva la diversión de limpiar. O planifica recibir a una amiga una vez que hayas terminado para una motivación extra.

Recuerda, ordenar es un viaje, y está perfectamente bien abrazar tus peculiaridades en el camino. Encuentra lo que mejor funcione para ti, celebra tu progreso y no olvides premiarte por un trabajo bien hecho.

Cocinando

Ah, ¡cocinar! Uno de los males necesarios de la vida. Un baile de sabores, una sinfonía de ingredientes y un encantador campo de juegos para el cerebro con TDAH. Sin embargo, en medio de la emoción y la creatividad culinaria, vienen desafíos únicos al cocinar cuando tienes TDAH.

Ya seas la chef de la familia o cocines sola, podrías encontrarte vagando por la cocina, buscando esa especia escurridiza o ese ingrediente clave que juras que tenías hace un momento. Cada vez que cocinas, es como una búsqueda del tesoro con sorpresas inesperadas y victorias ocasionales. Recordar precalentar el horno, establecer temporizadores y hacer un seguimiento de las duraciones de cocción, puede sentirse como un torbellino para una chef con TDAH.

Pero para mí, es solo otra cosa en la que pensar y organizar cuando hay otras cosas que prefiero hacer y un millón de otras cosas en mi cabeza. Sin embargo, también sabemos que comer bien es importante para manejar los síntomas, así que aquí hay cinco estrategias útiles para hacer que la experiencia sea menos abrumadora.

1. Planificación de comidas

La magia de la planificación de comidas radica en su capacidad para proporcionar direcciones claras y aliviar la fatiga de decisión mientras ahorras tiempo y energía. Ahora, puedo ver a mi yo más joven rodando los ojos y pensando: "¿En qué me he convertido?" Pero mi yo más joven no está tratando de mantener a una familia de cuatro saludable, mientras hace malabares con toneladas de otras responsabilidades.

Así que, no la escuches y escúchame a mí en cambio.

Siéntate con un bolígrafo y papel (o tu herramienta digital favorita) y piensa en ideas de comidas para la semana. Considera tus preferencias dietéticas, los ingredientes disponibles y el nivel de esfuerzo que estás dispuesta a poner en cada comida. A partir de ahí, crea un horario de lo que cocinarás cada día, teniendo en cuenta cualquier restricción de tiempo o eventos especiales.

Pero espera, ¡hay más! Si guardas esos planes durante algunas semanas, pronto podrás ponerlos en rotación y nunca más tendrás que pensar en qué hay para cenar.

2. Compras semanales de mercado

La planificación de comidas también trae el regalo de la eficiencia. Al anotar tu lista de compras basada en tus comidas planificadas, puedes navegar por el supermercado con propósito y evitar esos paseos sin rumbo por el pasillo de snacks (seamos honestas, a veces esos también son necesarios).

Te ahorra el caos de ingredientes faltantes y viajes impulsivos a la tienda. Al planificar y abastecerte una vez a la semana, te aseguras de que tu cocina esté bien preparada para tus desempeños culinarios y puedas liberar esa parte de tu cerebro.

Consejo extra: si las entregas a domicilio del supermercado son una opción para ti, vale la pena investigarlas. Algunas tienen características que te permiten guardar listas, liberando aún más espacio en tu cabeza. Sin mencionar que los supermercados pueden ser particularmente agotadores si estás sujeta a sobrecarga sensorial.

3. Cocinar en grandes cantidades

Necesitas cocinar comidas saludables, así que también podrías hacer que valga la pena. Cocina en grandes cantidades, porciona y congela lo que no necesites. Fácil. Te ahorrará tiempo y energía más adelante. Ahora, aquí está la verdadera magia: cuando te ataque el hambre o estés demasiado agotada para cocinar, simplemente saca de tu reserva y ¡voilà! Una deliciosa comida casera, saludable y amigable con el TDAH está lista para ser disfrutada.

Esa es otra acción de autocuidado que estás anticipando.

4. Preparar

No, no estoy hablando de sobrevivir en la naturaleza. Al preparar tus ingredientes con antelación, tendrás tus vegetales cortados, proteínas marinadas y alimentos integrales cocidos como una ninja culinaria. Cuando llegue la hora de la comida, podrás armar comidas saludables y nutritivas en minutos. Haz de la preparación de alimentos parte de tu rutina de fin de semana.

¿Crees que es aburrido? Esa es otra tarea mecánica que puedes hacer mientras escuchas un podcast o hablas por teléfono. Incluso puedes convertirlo en un entrenamiento.

5. Suscribirse

Si tienes los medios o puedes pedir ayuda, ¿por qué no considerar un servicio de suscripción de alimentos saludables? Entregan comidas preparadas o kits de comida con todos los ingredientes directamente a tu puerta, eliminando la molestia de la planificación al cocinar.

Haz que se Pegue

La mejor manera de apegarse a algo es integrarlo en una rutina. Entra el apilamiento de hábitos. Es un poco como jugar al Jenga con tus hábitos: los apilas unos sobre otros y esperas que no se derrumben.

Básicamente, la idea es desarrollar nuevos hábitos aprovechando los que ya tenemos. Por ejemplo, evito que la ropa se acumule en el suelo asegurándome de guardar en el armario aquellas prendas que aún están limpias mientras me visto por la mañana. Esta estrategia me resulta efectiva porque vestirme es algo que hago diariamente, y es precisamente en ese momento cuando mi mente está más dispuesta a ocuparse de la organización de la ropa.

¿Interesada? Así es cómo se hace:

1. Identifica un hábito actual

Encuentra una rutina que ya hagas constantemente y úsala como disparador para tu nuevo hábito. Piensa en los más básicos, como "Salgo de la cama".

2. Empieza pequeño

No intentes asumir demasiado a la vez. Comienza con un hábito pequeño y construye a partir de ahí. Piensa en super fácil. Debe ser una tarea que puedas hacer en menos de 2 minutos. Por ejemplo, "Cuando termine de cenar, pondré mi plato en el lavaplatos". Observa cómo no elegí "una vez que haya terminado la cena, limpiaré la cocina". Eso sería demasiado grande y demasiado vago para que se adhiera.

3. Sé consistente

La consistencia es clave para construir un nuevo hábito, lo que lo hace complicado para nosotras. Por eso es mejor elegir un hábito fundamental que hagas todos los días. Se necesita tiempo para construir una práctica, así que sé paciente contigo misma.

4. Regístralo

El seguimiento de hábitos podría ayudarte a apegarte a él y a recordarte que lo hagas. Definitivamente es beneficioso cuando es un hábito completamente nuevo.

Puedes ir por la vía analógica en tu diario, o usar una de las muchas aplicaciones de seguimiento de hábitos que existen. Yo uso TickTick para eso, pero también podrías usar Habitica si quieres ludificarlo (convertirlo en juego) un poco.

5. Encuentra lo que funcione para ti

Como en cualquier cosa en la vida, no hay un enfoque único para el apilamiento de hábitos. Experimenta con diferentes disparadores y hábitos para encontrar lo que mejor funcione para ti. Recuerda tu mentalidad experimental. Si no quiere pegarse, no te rindas. Intenta con un disparador diferente, desglósalo aún más o mira cómo podrías hacerlo aún más fácil de realizar.

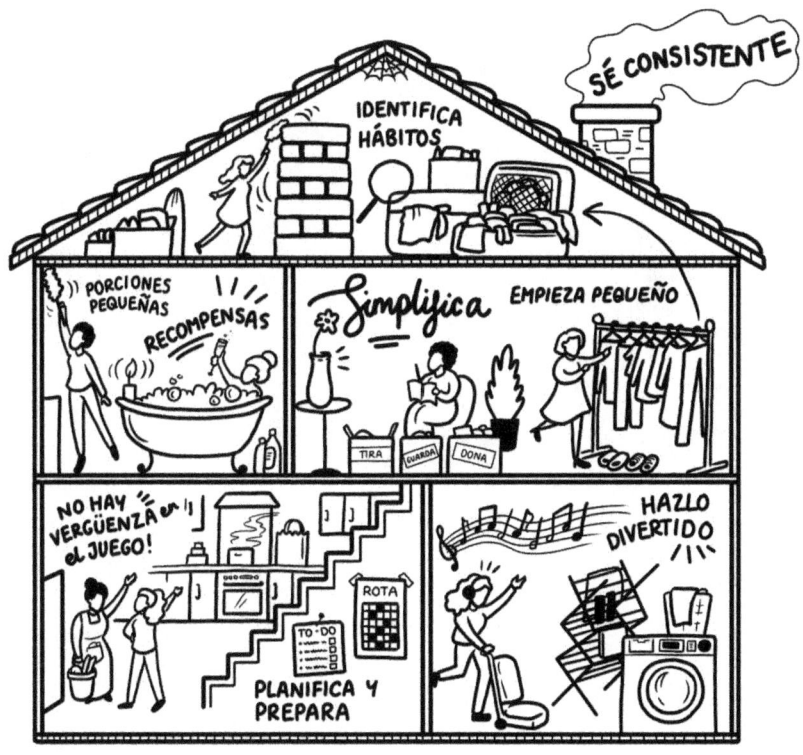

Sé que los consejos sobre cómo ordenar pueden ser casi tan abrumadores como el desorden en sí. Así que recuerda ir con suavidad y enfocarte en el largo plazo. Empieza pequeño, construye a partir de ahí y estarás bien.

CAPÍTULO SIETE
empoderadas en el trabajo

CÓMO ABORDAR EL SÍNDROME DEL IMPOSTOR, LA IMPULSIVIDAD Y LA PROCRASTINACIÓN, MIENTRAS UTILIZAS TUS FORTALEZAS PARA PROGRESAR EN EL TRABAJO

¡Ah, las alegrías de ser adulta y la vida laboral! ¿Estás cansada de sentir que tu cerebro batalla en tu contra en el lugar de trabajo? ¿Sientes que constantemente estás luchando por mantenerte al día con tus compañeros o que no logras alcanzar tu potencial? Bueno, no temas, amiga, porque en este capítulo exploraremos cómo empoderarte en el trabajo. Así es, vamos a abordar los tres principales desafíos que enfrentan las mujeres con TDAH en sus carreras y te mostraremos cómo usar tus fortalezas únicas a tu favor.

Prepárate para aprender cómo superar obstáculos, progresar en tu trabajo, y finalmente liberar todo tu potencial laboral. Así que abróchate el cinturón y prepárate para probar algunas herramientas y trucos increíbles que te ayudarán a convertirte en la jefa que siempre debiste ser.

1. Mentalidad (de nuevo)

¿Pensabas que habíamos cubierto todo lo que hay que saber sobre la mentalidad en el Capítulo 2? Piénsalo de nuevo. El trabajo de mentalidad nunca se termina, y me gustaría reformular nuestra mentalidad, específicamente con el trabajo en mente. Veo a demasiadas mujeres con TDAH que se sienten limitadas por el TDAH cuando se trata de logros profesionales o simplemente piensan que sus impedimentos son demasiado grandes para poder hacer algo satisfactorio en términos laborales. Realmente no tiene que ser así, así que abordemos esto ahora mismo.

Enfrenta el Síndrome del Impostor

El síndrome del impostor es esa pequeña voz sigilosa en nuestra cabeza que nos dice que no somos lo suficientemente buenas, inteligentes o calificadas para nuestro trabajo. Y para las mujeres con TDAH, esa voz puede ser aún más fuerte y persistente. Muchos adultos y niños con TDAH tienen problemas para aceptar comentarios positivos sobre sí mismos.

Pero retrocedamos un poco. ¿Qué es exactamente el síndrome del impostor? Bueno, es la sensación de insuficiencia o duda de uno mismo a pesar de la evidencia de éxito o competencia. Las personas con síndrome del impostor a menudo se sienten como un fraude y temen ser expuestas como tales.

Si bien el síndrome del impostor ciertamente puede frenarte en tu carrera, como veremos, también es posible usar tu TDAH a tu favor. La investigación incluso muestra que cuando las personas con TDAH se sienten apoyadas y valoradas en el trabajo, pueden progresar y hacer contribuciones significativas.

Entonces, ¿cómo puedes enfrentar el síndrome del impostor?

En primer lugar, cuida de tu bienestar mental. Revisa y usa las estrategias que se describen en el Capítulo 4 para obtener consejos y herramientas sobre cómo manejar el estrés y la ansiedad relacionados con el TDAH.

Está bien, te escucho. ¿Qué más puedes hacer cuando te invade la idea en medio de un día laboral? Aquí hay cinco pasos que puedes seguir para ahuyentar a ese impostor como a un molesto mosquito:

1. **Reconoce el sentimiento y habla de él con alguien.** Puede ser tu terapeuta, puede ser otra mujer con TDAH o un amigo; solo nombrarlo ayudará.
2. **Verifica los hechos,** busca evidencia y anótala: ¿fue realmente tan malo? ¿Cuáles son tus victorias?
3. **Reformula tus pensamientos**: si realmente lo arruinaste, entonces usa el poder del "aún no" o "cómo puedo". ¿Recuerdas la rendición de cuentas curiosa y la mentalidad de crecimiento del Capítulo 4?
4. **Resalta la competencia**: si un colega es bueno en algo, aprende de ello en lugar de entregarte a la envidia.
5. **Celebra** lo que has hecho bien. Hazlo regularmente, hazlo a menudo. Dependiendo de cuál sea tu trabajo, podría ser después de cada proyecto importante o una ocurrencia mensual.

Juega con tus Fortalezas

Hay trabajos que son más adecuados para mujeres con TDAH, así que podríamos aprovechar nuestras fortalezas. En primer lugar, es importante reconocer cuáles son esas fortalezas. Si no tienes una lista completa que te venga a la mente, regresa y revisa el Capítulo 2. Ahora, según los expertos, las personas con TDAH tienden a sobresalir en trabajos que involucran creatividad, variedad, alta intensidad y movimiento.

Pero vamos al grano. ¿Cuáles son algunos de los mejores trabajos para mujeres con TDAH? Bueno, hay muchas opciones, pero aquí hay algunas trayectorias profesionales que están particularmente bien adaptadas a nuestro conjunto único de habilidades.

Campos creativos

Aquí es donde podemos dejar brillar nuestro lado creativo. Esto incluye trabajos como diseño gráfico, redacción o fotografía. Son geniales si tienes buena atención al detalle y la capacidad de trabajar en múltiples proyectos. También, cualquier cosa en cine o teatro, donde la intensidad puede ser bastante alta.

Atención de emergencias

Si te desenvuelves bien en situaciones de alta presión y puedes tomar decisiones rápidas bajo estrés, carreras como técnico de emergencias médicas, médico o enfermera de sala de emergencias, paramédico o bombero podrían ser perfectas para ti.

Ventas

Si eres una conversadora natural, te gusta pensar sobre la marcha y amas la emoción de cerrar un trato, una carrera en ventas podría ser perfecta para ti.

Hospitalidad

Desde una chef, que requiere creatividad, atención al detalle y la capacidad de trabajar en un ambiente de ritmo rápido, hasta una bartender para personas burbujeantes a quienes les gusta conocer gente diferente y estar de pie, las posibilidades son infinitas. O, si prefieres trabajar como autónoma, podrías considerar la planificación de eventos o el catering.

Emprendimiento

Muchas personas con TDAH son tomadoras de riesgos naturales y aman la emoción de comenzar algo nuevo. Iniciar tu propio negocio podría ser la forma definitiva de jugar con tus fortalezas. Tienes los beneficios adicionales de configurar las cosas en tus propios términos y crear los ajustes que necesitas con una cultura empresarial de cuidado.

15 Minutos de Fama

¿Quién dice que ser neurodivergente significa que no puedes lograr la grandeza? El TDAH afecta a personas de todos los ámbitos de la vida, incluidos algunos de los individuos más exitosos e influyentes de la historia. No es de extrañar, dadas todas esas grandes cualidades para celebrar sobre el TDAH.

Desde artistas y músicos, hasta emprendedores y deportistas, muchas personas famosas han compartido abiertamente sus experiencias con el TDAH. Así que si necesitas un poco de inspiración extra, aquí tienes una lista (muy) breve de personas con TDAH que han tenido mucho éxito:

- Richard Branson
- Jamie Oliver
- Bill Gates
- Zooey Deschanel
- Liv Tyler
- Solange Knowles
- Lisa Ling
- Michelle Rodrigez
- Mel B
- Simone Biles
- Emma Watson

Esto solo incluye a las personas que han hablado abiertamente sobre ello. Si empezamos a indagar en los fallecidos de los que ahora sospechamos que tenían TDAH, ¡ay! ¿Te suenan Wolfgang Amadeus Mozart, Leonardo Da Vinci y Albert Einstein?

2. Productividad

Para las mujeres con TDAH, las cosas pueden complicarse un poco cuando se trata de organización, puntualidad y memoria. Estos son los más obvios, pero, molestamente, a menudo son requeridos en el trabajo. Así que mantener un registro de tareas, plazos y reuniones, puede sentirse como hacer malabares con espadas en llamas mientras se monta en monociclo.

¡Pero no te preocupes! Tengo tantos trucos increíbles para ti bajo la manga.

7 Pasos para Planificar y Programar como una Profesional

1. Establece metas

¿Qué quieres lograr? ¿Cuál es el resultado final? ¿Cuándo necesita estar hecho? Anótalo.

2. Desglosa

Ahora, las grandes metas pueden ser abrumadoras, así que desglósalas en tareas más pequeñas y manejables. Por ejemplo, para mí, 'escribir un libro' se convierte en 'escribir un esquema'. Luego, desgloso eso aún más en tareas específicas, como verificar datos de referencias para un capítulo en particular. Si realmente estás luchando con esto, goblin.tools podría ser de gran ayuda. Es un sitio web de IA gratuito que desglosa tareas para ti.

3. Programa

Dale a cada tarea un espacio de tiempo designado y escríbelo en tu agenda. Goblin.tools también puede ayudarte a estimar cuánto tiempo llevará cada tarea.

4. Organiza

Organiza tus tareas en función de su importancia o su tipo. Por ejemplo, si algunas tareas implican comprar cosas, agrupa todas las "tareas de compra" para que puedas manejarlas de una vez.

5. Prioriza

Al planificar tu día, selecciona solo tres tareas imprescindibles. Pon las cosas menos urgentes en una lista de tareas agradables de hacer y deja todo lo demás en una lista de tareas más grande para elegir más tarde. Puedes usar muchas herramientas diferentes para esto, como el planificador diario que hice para ti, un diario tipo bullet, o una aplicación como TickTick (que es mi favorita) o Notions.

6. Planifica

Pasa unos minutos al final de cada día para planificar el día siguiente, y al final de la semana para planificar la próxima semana. Sirve para dos propósitos: primero, evita la procrastinación al día siguiente, ya que sabrás exactamente por dónde empezar. Segundo, calma la mente por el resto del día o el fin de semana, ya que tu cerebro no está planeando constantemente en segundo plano. Es como cerrar las pestañas de trabajo en tu navegador para que puedas disfrutar de las pestañas de ocio y descanso.

7. Una tarea a la vez

Puede parecer que hacer varias cosas a la vez es una buena idea, pero en realidad puede obstaculizar la productividad. Así que, ¡completa tus tareas de una en una! Evita hacer varias cosas a la vez, programando bloques de tiempo para cada tarea individual.

La programación y planificación no son hábitos que se puedan aprender y perfeccionar de la noche a la mañana, pero pueden crear rápidamente mejoras significativas. Así que, date el tiempo y el espacio para hacerlo. Pero planificar y programar no pueden hacer milagros si no eliminamos las distracciones, así que hablemos de eso.

5 Herramientas para Eliminar las Distracciones

Todos sabemos lo fácil que es distraerse con nuestros teléfonos, redes sociales, un ruido de fondo, qué debería cocinar para cenar, vamos a revisar Pinterest para nuevas recetas altas en proteínas, oh, qué almohada tan bonita. Oh, espera... ¿Qué estaba haciendo? Te identificas, ¿verdad?

Pero aquí están mis técnicas preferidas que me ayudan a permanecer en la zona de trabajo un poco más. Pruébalas:

1. Ignora tu teléfono

Apaga tu teléfono mientras trabajas. O si es demasiado radical, ponlo en un cajón. O si necesitas estar disponible, usa una aplicación especial que desactive ciertas aplicaciones.

2. Elimina el ruido

Los tapones para los oídos, protectores auditivos o auriculares pueden bloquear los ruidos de fondo que podrían distraerte de tu trabajo. Y si no eres fan de un silencio completo, prueba escuchar ruido blanco. Hay montones de aplicaciones y listas de reproducción gratuitas.

3. Enfócate con música

Algunas pistas están diseñadas específicamente para ayudar con el enfoque. Yo uso una aplicación gratuita llamada Endel, que crea paisajes sonoros personalizados. Y hay muchas listas de reproducción que están adaptadas para personas con TDAH.

4. Técnica Pomodoro

Básicamente, es poner un temporizador. Ahora, sé que suena un poco tonto, pero aguarda. La idea es simple: trabajas en ráfagas enfocadas durante un tiempo determinado y luego tomas un breve descanso. Personalmente, me gusta navegar por el flujo de hiperenfoque durante 50 minutos cuando estoy en la zona. Luego cambio a 25 minutos cuando la procrastinación golpea. Obviamente, puedes usar el temporizador de tu teléfono o una aplicación.

TickTick, mi aplicación favorita de todos los tiempos, tiene un modo Pomodoro. Flora y Forest son otras opciones interesantes porque también te impiden revisar otras aplicaciones.

5. Compañero de enfoque

No es una pareja de baile (aunque eso sería divertido); es más un compañero de productividad. Ahora debo admitir, uso esta técnica más para abordar las tareas del hogar que para el trabajo, pero a algunas personas les encanta para las tareas laborales. Puedes involucrar a un amigo o colega, o si prefieres un giro virtual, aplicaciones y sitios web como Focusmate, Flowclub y Caveday pueden conectarte con otros que también buscan algo de responsabilidad. Y adivina qué? También hay grupos de Facebook dedicados a este tipo de cosas.

Así que, ya sea que estés aplicando la Técnica Pomodoro o encontrando un compañero de enfoque, hay muchas maneras efectivas de aumentar tu productividad y conquistar estas tareas. ¡Feliz planificación, compañerismo y realización de tareas!

3. Trabajar con Personas

Si tienes TDAH, es posible que te encuentres luchando con algunas situaciones sociales en el lugar de trabajo.

Cómo manejar la impulsividad

¿Conoces ese impulso de decir lo primero que te viene a la mente? Sí, eso definitivamente puede causar cierta incomodidad social. ¿Y te encuentras interviniendo en conversaciones antes de que otros hayan terminado de hablar? Puede ser difícil esperar, especialmente si estás emocionado o apasionado por un tema.

Puede ser difícil detenerse y pensar antes de hablar, pero vale la pena intentarlo. Algunos colegas te agradecerán si consideras esto. Tomar una respiración profunda y escuchar a los demás también puede ayudar a construir mejores relaciones.

Mi truco absoluto es escribir el pensamiento tan pronto como me viene a la cabeza. El principal disparador para interrumpir es el miedo a que vamos a olvidar, así que si está en papel, podemos despedirnos de ese miedo y tocar ese punto cuando sea el momento adecuado.

Cómo Manejar los Conflictos en el Trabajo en 7 Pasos

Okay, a veces, a pesar de nuestros esfuerzos, puede surgir un conflicto. Y enfrentémoslo, eso es solo parte de trabajar con otras personas, y podría no tener nada que ver con tu TDAH. Sin embargo, cómo lo padecemos, es posible tener conflictos por ello. Así que hablemos de cómo manejar conflictos y conversaciones difíciles como un profesional.

¿Recuerdas la Disforia por Sensibilidad al Rechazo (RSD) del Capítulo 4? Esa que nos puede hacer sentir extra sensibles a la crítica o el rechazo percibido. Junto con el síndrome del impostor, puede llevarnos a lugares muy oscuros en el trabajo. Es importante recordar que no todo el mundo estará de acuerdo contigo o te gustará, y eso está bien. Y en caso de conflicto, seguir estos 7 pasos debería ayudar:

1. Aléjate

Primero que nada, si te sientes abrumada o agitada, intenta alejarte. Está bien tomarse un descanso, recoger tus pensamientos y tomar algunas respiraciones profundas. ¿Recuerdas esos ejercicios de respiración y reformulación de capítulos anteriores? Vienen muy bien en este momento.

2. Prepárate

Luego, prepárate para la conversación escribiendo tus pensamientos y puntos clave.

Usa un lenguaje simple y directo, y evita ponerte a la defensiva o culpar a la otra persona. En su lugar, intenta expresar cómo te sientes sin asignar culpa. Por ejemplo, "Me siento frustrada cuando..." en lugar de "Siempre haces esto..."

Recuerda, no estamos tratando de iniciar (o ganar) una pelea aquí; estamos tratando de resolver un conflicto. Así que mantén la calma, cariño; compórtate con altura.

3. Enfócate en la solución

Piensa en soluciones que funcionen para ambas partes. Busca ideas y trata de encontrar soluciones creativas que satisfagan las necesidades de todos.

4. Prográmate

Elige un buen momento y lugar para tener la conversación. No querrás discutir temas sensibles en un área ruidosa y concurrida donde es probable que seas interrumpida o distraída.

5. Escucha

Sé que puede ser un problema para nosotras, pero escucha activamente e intenta entender el punto de vista de la otra persona.

Resiste el impulso de interrumpir o discutir, y toma notas si es necesario para recordar tus pensamientos y respuestas.

6. Establece límites

Los límites son necesarios para proteger tu salud mental y bienestar. Es importante cuidarte y comunicar tus necesidades a los demás.

7. Busca ayuda

Si las cosas se están calentando demasiado, puede ser útil involucrar a un gerente o representante de RR.HH. para mediar en el conflicto.

Para revelar o no revelar

Ah, el dilema de si revelar o no tu TDAH en el trabajo. Puede sentirse como si estuvieras en una encrucijada intentando atravesar un espeso bosque de pros y contras. Por un lado, puedes anhelar comprensión, adaptaciones y apoyo. Por otro lado, te preocupa el estigma potencial, los conceptos erróneos y el miedo a ser tratada de manera diferente. Es, de hecho, una decisión difícil.

Al reflexionar sobre este dilema, considera algunos factores clave. Primero, piensa en la naturaleza de tu trabajo. ¿Hay desafíos específicos o tareas donde las adaptaciones podrían mejorar significativamente tu desempeño? Si es así, revelar tu TDAH podría abrir la puerta a ajustes razonables que podrían igualar las condiciones.

Luego, evalúa la cultura del lugar de trabajo. ¿Es inclusiva, solidaria y comprensiva? ¿Tienes colegas o superiores que son de mente abierta y empáticos? Si el entorno fomenta la aceptación y la diversidad, revelar tu TDAH podría ser recibido con comprensión y compasión.

Sin embargo, también es importante estar consciente de los riesgos potenciales. Desafortunadamente, no todos los lugares de trabajo son acomodaticios o conocedores sobre el TDAH. Puede haber conceptos erróneos o prejuicios que podrían afectar cómo se te percibe o trata. En tales casos, podrías optar por mantener tu TDAH en privado, y en su lugar, concentrarte en estrategias de autogestión que te permitan avanzar sin adaptaciones externas.

También puedes mencionar tu necesidad de ajustes de manera amistosa sin mencionar la neurodiversidad. Por ejemplo, puedes usar protectores auditivos para concentrarte si trabajas en un ambiente ruidoso y decirles a tus colegas, "Esto me ayuda a concentrarme; nada personal, amigos." O insistir en tomar tu hora de almuerzo, diciendo, "Soy mucho más eficiente después de tomar un descanso."

Una vez que hayas verificado si es un requisito legal en tu país, la decisión de revelar o no es personal. Se trata de sopesar los beneficios frente a los riesgos y decidir lo que te parece correcto. Confía en tus instintos, reúne información sobre tus derechos y protecciones, y considera buscar consejo de profesionales de confianza o redes de apoyo que puedan ofrecer orientación basada en sus experiencias.

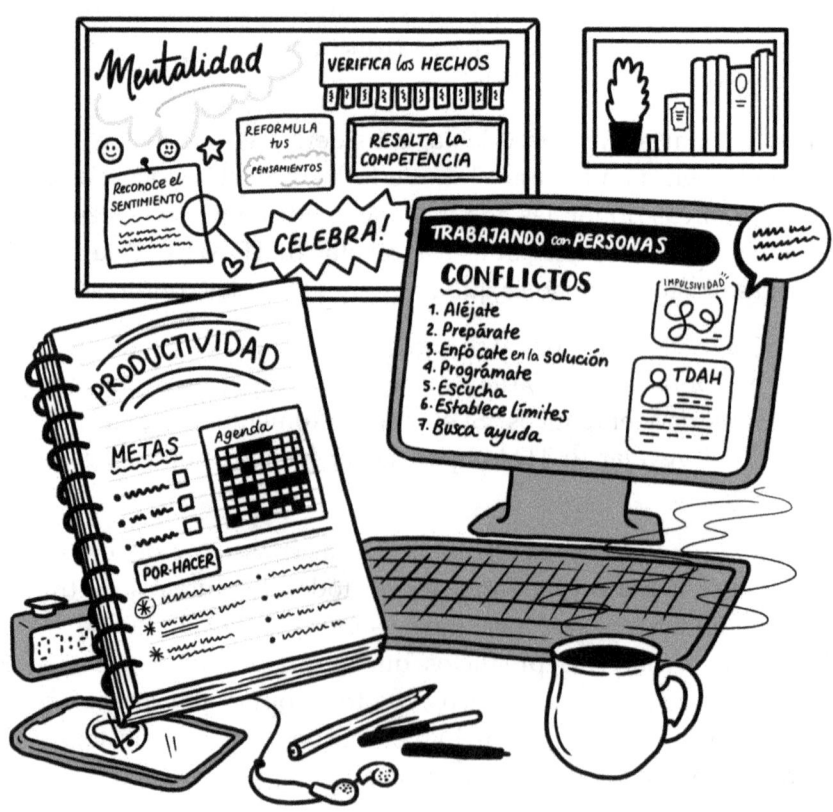

4. A Largo Plazo

Manejar el trabajo y el TDAH temporalmente puede ser fácil y efectivo. Sin embargo, las soluciones a largo plazo son las que realmente marcarán la diferencia. ¡Y la buena noticia es que hay mucho que puedes hacer para manejar tu TDAH (y, de hecho, usarlo a tu favor) en el trabajo!

Usa Tu Poder de Hiperenfoque

Ahora, sumerjámonos en el mágico reino del hiperenfoque. ¡Ah, el poder de perderse en la zona! Cuando la inspiración golpea y el trabajo se siente sin esfuerzo, abraza ese hiperenfoque como un jefe. Aprovecha esa ola y completa esas tareas con velocidad de superhéroe.

Pero, y este es un gran PERO, asegúrate de tomar descansos durante la jornada laboral para recargar esos superpoderes. Créeme; volverás aún más eficiente que nunca. Cuando sientas que tu cerebro necesita un respiro, ¡toma un descanso! Estira esas piernas, haz un pequeño baile o simplemente siéntate y relájate.

Y los descansos no son solo durante proyectos individuales o entre ellos; si eres empleada, toma unas merecidas vacaciones pagadas. A menudo sentimos la necesidad de compensar de más cualquier noción de que no somos lo suficientemente trabajadoras, pero déjame decirte, es un camino seguro a la Ciudad del Agotamiento. Así que programa descansos tanto como tareas. ¡Una mente fresca hará mejor que una agotada y exhausta!

Di No

Ahora, hablemos del arte de decir "no". Es una habilidad que vale la pena dominar. No te comprometas en exceso y no te extiendas demasiado, como mantequilla vegana en pan tostado. Conoce tus prioridades y tómate el tiempo para pensar antes de comprometerte con una nueva tarea, proyecto o trabajo. Y oye, no tengas miedo de charlar con alguien al respecto, un compañero, un amigo o incluso un colega de confianza. A veces, una perspectiva fresca puede ayudarte a tomar esas decisiones difíciles y mantener tu cordura intacta.

Recuerda, compañera con TDAH, manejar el TDAH en el trabajo a largo plazo, trata acerca de encontrar el equilibrio correcto entre impulsar tu rendimiento y cuidarte. Así que, conquista esas tareas, toma descansos como una profesional, abraza tus superpoderes de hiperenfoque y no tengas miedo de decir "no" cuando sea necesario.

Compañero de Responsabilidad

Es hora de traer al confiable compañero, el compañero de responsabilidad, para unirse a nosotros en nuestras aventuras de TDAH en el lugar de trabajo.

Entonces, ¿qué es exactamente un compañero de responsabilidad de TDAH, preguntas? Bueno, son como Don Quijote y Sancho Panza, o la mantequilla de maní a tu jalea (si te gusta esa combinación). Están aquí para apoyarte, animarte y mantenerte responsable de tus objetivos. Ya sea una amiga, un colega o incluso otro guerrero con TDAH, tener a alguien vigilándote puede marcar toda la diferencia.

Celebra

Ahora, imagina esto: has conquistado una tarea desafiante, completado un proyecto o simplemente sobrevivido a un día o semana particularmente agitados en el trabajo. ¡Te mereces una celebración! Ahí es donde tu compañero de responsabilidad puede ser útil. Puede lanzarte confeti virtual. Pero no dependas únicamente de tu compañero para esas palmaditas en la espalda. ¡Hazlo parte de tu propia rutina también!

Recuerda las palmaditas en la espalda, los premios y todo eso, ¿recuerdas el Capítulo 4? ¡Úsalos en el trabajo! Cuando revises tu día y planees el mañana, celebra esas victorias, grandes o pequeñas, y reconoce la superheroína dentro de ti.

Ir a trabajar en una oficina neurotípica cuando tienes TDAH no es tarea fácil. Recuerda tomártelo con calma y divertirte en el trayecto. Elige el camino más adecuado a tus habilidades y usa ese modo de hiperenfoque y racha de perfeccionismo a tu favor. Solo recuerda dónde está el botón de pausa y ten cuidado con los agotamientos también.

CAPÍTULO OCHO
dinero empoderado
CÓMO CONTROLAR EL GASTO IMPULSIVO, GESTIONAR LAS DEUDAS Y HACER QUE EL PRESUPUESTO SEA (CASI) DIVERTIDO

Bueno, bueno, bueno, sumerjámonos en el emocionante mundo del TDAH y las finanzas. Justo como la montaña rusa en la que hemos estado, manejar el dinero con TDAH también puede ser una aventura emocionante llena de giros, vueltas y el ocasional bucle. Aunque puede traer algunos desafíos adicionales, no temas, amiga, porque hay estrategias y trucos para ayudar a navegar el laberinto financiero.

1. DINERO Y TDAH

Primero, reconozcamos el impacto del TDAH en nuestra gestión financiera. Es como tener una ardilla en una habitación llena de objetos brillantes. Nuestras mentes tienden a divagar, y nuestra atención puede ser fácilmente capturada por esa venta irresistible o el último artilugio que promete resolver todos nuestros problemas (sí, te estoy mirando, tapones para los oídos amigables con el neurodivergente del que recibo anuncios en redes sociales).

¿Qué pasa con el presupuesto? ¿Y el seguimiento de gastos? Eso puede sentirse como tratar de domar un unicornio salvaje. Bueno, eso puede ser tan elusivo como encontrar una sirena en un mar de recibos. En serio, sin embargo, el TDAH puede costarnos un buen dinero. Aquí hay solo algunas de las maneras en que el TDAH puede convertirse en un verdadero dolor en el trasero de nuestras billeteras.

El gasto impulsivo hace que sea difícil apegarse a un presupuesto o plan financiero.

- **Gasto emocional:** sabes, eso es cuando usamos las compras como una forma de lidiar con el estrés o buscar un alivio temporal del ánimo (hola, impulso de dopamina).
- **La procrastinación con tareas financieras**, como pagar facturas u organizar papeleo, puede llevar a fechas límite perdidas y cargos por mora.
- **Desorganización**: la dificultad para organizar documentos financieros puede hacer que sea desafiante rastrear gastos y mantener una visión financiera clara.
- **Olvidos**: cuando se trata del pago de facturas, fechas de vencimiento y obligaciones económicas, lo que lleva a posibles consecuencias financieras.
- **Dificultad con la planificación a largo plazo**: el TDAH puede hacer que sea desafiante crear y apegarse a metas financieras a largo plazo, como ahorrar para la jubilación o gestionar inversiones de manera efectiva.
- **Presupuestación inconsistente** hace difícil rastrear ingresos, gastos y ahorros.

Sé que suena sombrío cuando lo ves todo como una lista así. Pero, como siempre, te tengo cubierta con algunas soluciones y trucos. ¡Veamos!

2. Cómo Manejar el Gasto Impulsivo

Vamos, todos lo hemos hecho. ¿Ese vestido realmente caro que pensamos que era lindo y compramos por capricho? ¿O unos auriculares de los que todo el mundo hablaba en TikTok? Y si es un problema demasiado recurrente, puede llevar a problemas serios. Pero como siempre, hay cosas que puedes hacer. Mira estas 8 técnicas que pueden ayudar.

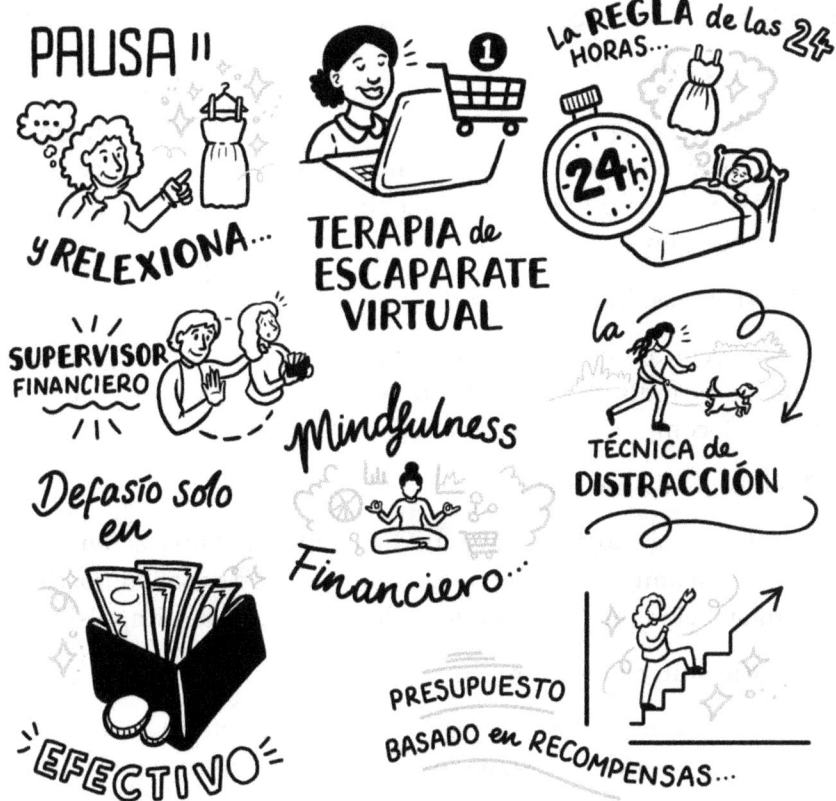

1. Pausa y reflexiona

Antes de hacer una compra, tómate un momento para pausar y preguntarte si es una necesidad o solo un deseo pasajero. Dale a tu cerebro impulsivo la oportunidad de reconsiderar.

2. Terapia de escaparate virtual

En lugar de presionar inmediatamente el botón de "comprar ahora", deléitate con algo de escaparate virtual. Agrega artículos a tu lista de deseos o guárdalos para más tarde. Satisface el deseo de comprar sin gastar el dinero.

3. La regla de las 24 horas

Implementa un período de espera autoimpuesto antes de hacer cualquier compra significativa. Duerme con la idea, y si todavía lo quieres al día siguiente, adelante. Esto ayuda a separar las compras impulsivas, de las necesidades genuinas.

4. Supervisor Financiero

Enlista a un amigo o familiar de confianza como tu compañero presupuestario. Antes de hacer una compra impulsiva, consulta con ellos. Pueden proporcionar una perspectiva objetiva y ayudarte a mantenerte en el camino.

5. Mindfulness financiero

Practica técnicas de mindfulness cuando se trata de tus finanzas. Respira profundo, reflexiona sobre tus metas financieras y pregúntate si esta compra se alinea con tus prioridades.

6. Técnica de distracción

Distráete del gasto impulsivo participando en otras actividades. Llama a una amiga, sal a caminar o trabaja en un pasatiempo. Redirigir tu atención puede ayudarte a controlar los gastos impulsivos.

7. Desafío solo en efectivo

Deja la tarjeta de crédito en casa y cambia a un sistema solo en efectivo por un período designado. Tener dinero físico en la mano puede hacer que el gasto se sienta más tangible y ayudarte a mantenerte dentro del presupuesto. Además, mantendrá las compras más grandes fuera del alcance impulsivo.

8. Presupuesto basado en recompensas

Establece pequeñas metas financieras y prémiate cuando las alcances. Esto ayuda a crear una asociación positiva con el gasto responsable y te motiva a mantenerte en el camino.

Como todas las otras herramientas que he compartido contigo hasta ahora, ve cuál funciona mejor para ti, úsala y aprovéchala. Pero controlar el gasto impulsivo puede no ser suficiente para equilibrar tu situación financiera o cómo te sientes al respecto. Así que hagamos un poco de adultez moderada y profundicemos en las metas financieras.

3. Tres Divertidos Pasos para Alcanzar Objetivos Financieros

Establecer objetivos financieros es un viaje que puede ser tanto emocionante como desafiante, especialmente cuando tienes un toque de TDAH. Y si piensas que es aburrido, sigue estos tres pasos y reconsidera.

1. Sueña

Eres la capitana de tu barco financiero, trazando un curso hacia tus sueños. Abraza tu imaginación y visualiza tus objetivos con vivos detalles. Imagina tus vacaciones soñadas, un hogar acogedor o ese nuevo artilugio brillante que has estado observando. Deja que tu imaginación se desate mientras te embarcas en este viaje financiero.

2. Consolida

Ahora transforma esas ideas en un tablero de visión o un collage de "tierra de sueños financieros". Recorta imágenes de revistas o imprímelas de internet, lo que te apetezca. Esta representación visual te recordará las cosas increíbles hacia las que te estás proyectando.

Te recomendaría encarecidamente que lo hagas de forma analógica con pegamento y tijeras. Esto ayudará a desacelerar tu mente y a hacer esas asociaciones en tu cerebro. Además, eliminará la tentación de hacer clic en un enlace de "comprar ahora" en Pinterest. Pero si absolutamente tienes que hacerlo, te sugeriría que uses una aplicación como Freeform que viene gratis con iOS, o que te registres en Miro, donde puedes agregar notas adhesivas, dibujar, escribir a máquina o hacer comentarios manuscritos.

3. Rastrea

El rastreo te ayuda a alcanzar y mantener objetivos. De la misma manera que pesarse todas las mañanas puede ayudarte a mantener un peso saludable, rastrear el gasto o el ahorro puede ayudarte a alcanzar tu objetivo.

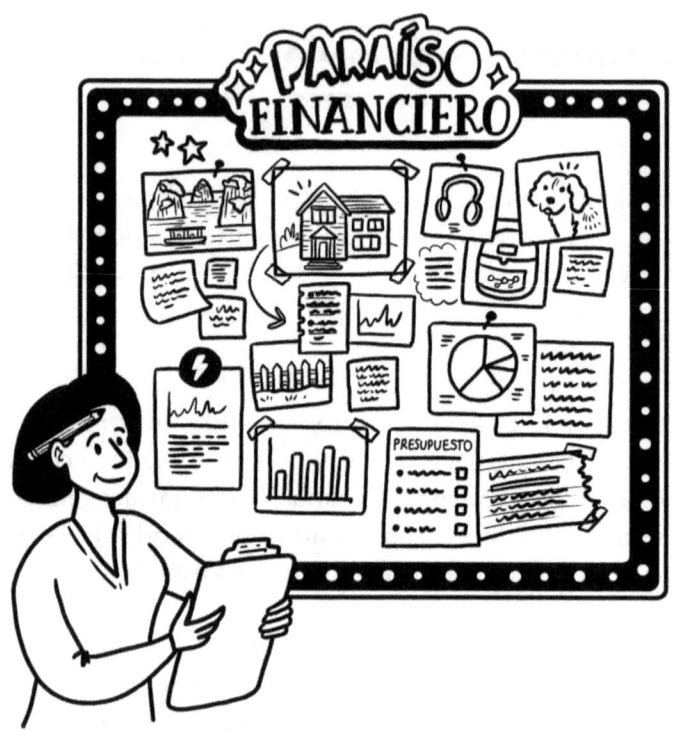

Tengo una amiga que colgó el consumo de energía de la casa compartida en la que vivía en su refrigerador. Después de seis meses, las facturas de energía habían disminuido un 25%. No hizo nada más que rastrear y colocar este seguimiento en un lugar visible.

Así que siéntete libre de dejar a un lado las hojas de cálculo tradicionales y optar por un enfoque colorido y atractivo. Crea un póster "Medidor de Objetivos" donde puedas rastrear visualmente tu progreso, y asegúrate de colocarlo en un lugar muy visible. Usa diferentes colores y pegatinas para marcar cada logro alcanzado.

Ver tu progreso visualmente puede ser increíblemente motivador y darte una sensación de logro.

Recuerda, los objetivos financieros son como escaleras de paso hacia tus sueños. Como otros objetivos, divídelos en piezas pequeñas para hacerlos más manejables. Establece metas cortas y alcanzables que contribuyan a tu objetivo general. Celebra cada hito alcanzado con una mini fiesta de baile y un choque de manos contigo misma o con tu compañero de presupuesto. Abraza la alegría del progreso, no importa cuán pequeño sea.

4. Presupuestar con TDAH

Hacer un presupuesto puede sonar tan emocionante como ir al dentista. Pero mantén la creatividad una vez que tengas tu objetivo a largo plazo y sepas para qué lo haces. No tiene que ser complicado, y no tiene que ser perfecto. Puede ser tan peculiar como tú, siempre y cuando funcione. Así que saca tus notas adhesivas y rotuladores, y déjame desglosar los pasos para crear un presupuesto simple en poco tiempo:

1. Establece objetivos

Para este momento, deberías tener esa parte clara gracias a tu hermoso tablero de visión. Pero puede ser útil resumirlo en una palabra o una imagen. ¿Estás ahorrando para unas vacaciones, un fondo de emergencia o para pagar deudas?

2. Audita

Revisa tus ingresos y gastos mensuales. Escríbelos en dos columnas. Gracias a que hoy en día pagamos todo con tarjeta, debería ser bastante fácil hacerlo simplemente mirando tu estado de cuenta bancario.

3. Categoriza

Puede que ya tengas una aplicación que haga esto por ti, pero este es el momento para que tus resaltadores brillen. Crea algunas categorías amplias como alquiler, comestibles, entretenimiento, etc. Repasa tus gastos y categorízalos, amiga.

4. Agrupa

Determina qué categoría es un gasto fijo y cuál es variable. Por ejemplo, tu alquiler es fijo; es el mismo cada mes. Pero tu entretenimiento, cuánto gastas en salir, es diferente cada mes. Esto te ayudará a priorizar más adelante.

5. Presupuesta

¡Este es el momento que has estado esperando! Ahora que tienes los hechos, puedes planificar. Revisa cuánto queda de tus ingresos después de los gastos y reasigna los fondos para alcanzar tu objetivo.

6. Usa el poder de la tecnología

Te recomiendo encarecidamente que empieces haciendo esto en papel primero, especialmente si es tu primer presupuesto. Pero una vez que tengas una idea clara, quizás quieras pasar al formato digital para la etapa de presupuestación. Esto eliminará las matemáticas mentales y te ayudará con los siguientes pasos. Echa un vistazo a aplicaciones como Mint o You Need A Budget (YNAB).

7. Revisa

Reserva tiempo en tu agenda cada mes para revisar y hacer los ajustes necesarios basados en el último mes.

Sé que puede sonar desalentador, así que he incluido un planificador de presupuesto en el Paquete de Planificadores Empoderados para TDAH. Te ayudará a visualizar esas diferentes categorías, y simplemente puedes rellenarlo.

No tiene que ser un proceso largo y complicado. Si ayuda, incluso podrías ir a algún lugar agradable para hacerlo y consentirte con un café elegante (si tu presupuesto lo permite, claro). Simplemente imprime el planificador de presupuesto, trae algunos bolígrafos elegantes, o hazlo en tu tableta si eres toda digital. ¿No puedes recordar dónde almacenaste ese PDF? No hay problema, puedes volver a descargar los planificadores aquí: bit.ly/planificadoresempoderados

El presupuesto te ayudará con el gasto y el ahorro, por supuesto, pero también te ayudará a sentirte más en control y podría ayudar a reducir cualquier ansiedad que puedas tener alrededor del dinero. Ahora, hay momentos en los que las cosas pueden salir terriblemente mal, y entramos en la zona de peligro de la deuda. Así que también abordemos eso.

5. Gestionar y Evitar Deudas

Pongámonos serias por un momento. La deuda puede ser agotadora, y el TDAH puede hacer que estemos más predispuestas a ella. Así que hablemos de algunas formas en las que podemos evitar y gestionar las deudas. Por cierto, esto es solo mi opinión e ideas para empezar, pero no es asesoramiento legal o financiero.

Rastrea tus Gastos

Básicamente, todas las técnicas que acabamos de repasar hace un minuto. Al rastrear tus gastos, obtienes claridad sobre a dónde va tu dinero y puedes identificar áreas donde puedes hacer ajustes. La mejor manera de evitar deudas es nunca comenzar, así que rastreando tus gastos, aprendes a vivir dentro de tus límites.

Prioriza el pago de Deudas

Si tienes deudas existentes, como saldos de tarjetas de crédito o préstamos, prioriza su pago. Considera usar el método de bola de nieve o el método de avalancha para las deudas. Con el método de bola de nieve, te enfocas en pagar primero la deuda más pequeña mientras haces los pagos mínimos en las demás. El método de avalancha, por otro lado, implica abordar primero la deuda con la tasa de interés más alta. Elige el enfoque que mejor se adapte a tu situación y comprométete con pagos regulares.

Automatiza el Ahorro

Haz que el ahorro sea sin esfuerzo automatizando el proceso. Configura transferencias automáticas desde tu cuenta corriente a una cuenta de ahorros dedicada. Esta técnica asegura que una parte de tus ingresos vaya directamente al ahorro sin que tengas que pensar en ello. Con el tiempo, tus ahorros crecerán de manera constante, contribuyendo a tu seguridad financiera.

Construye un Fondo de Emergencia

Establecer un fondo de emergencia es crucial para la estabilidad financiera. Aspira a ahorrar entre tres y seis meses de gastos de vida para prepararte para eventos inesperados, como pérdida de empleo o emergencias médicas. Aparta una porción de tus ingresos específicamente para tu fondo de emergencia hasta que alcances tu objetivo deseado.

Busca Asesoramiento Profesional

Si tu deuda es debilitante, o encuentras desafiante gestionar deudas y ahorrar, no dudes en buscar orientación de un asesor financiero o consejero de crédito. Puede que encuentres asesoramiento gratuito dependiendo de dónde vivas.

Ten en cuenta que aprender todo sobre el manejo del dinero no es una tarea de una sola sesión. Vas a tener que ser paciente contigo misma. Pero con las técnicas proporcionadas en este capítulo, tu viaje definitivamente debería volverse más fácil. Si te equivocas en el camino, no te preocupes. ¡Pronto lo dominarás! No tienes que ser perfecta, ¿recuerdas?

CAPÍTULO NUEVE
empoderamiento social y romántico
CÓMO NAVEGAR LA ZONA DE AMISTAD, LA ZONA AMOROSA Y TODO LO QUE HAY ENTRE ELLAS

Seamos realistas: el TDAH puede tener un gran impacto en nuestras vidas sociales. No es ningún secreto que nuestros síntomas de TDAH a veces pueden hacer las cosas un poco, bueno, interesantes. Nuestras mentes vagan, nuestra impulsividad se activa, y podríamos ver rechazo en todos los lugares equivocados. Pero también somos obviamente increíbles, y tenemos el poder de moldear nuestra vida social y romántica con un poco de autoconciencia y las herramientas adecuadas.

Exploraremos varias técnicas y estrategias para empoderarte a construir relaciones satisfactorias, crear conexiones significativas y abrazar el hermoso caos que viene con el TDAH. Y sí, incluso un toque de consejo romántico.

1. TDAH y Vida Social

Imagina esto: estás involucrada en una conversación fascinante, y de repente, el TDAH decide tomar el volante y dirigirte a la tierra mágica del "sueña despierta". ¡Ups! Lo siento, gente, estaba ocupada flotando en mi mundo paralelo.

Ese es solo un ejemplo. También podríamos mencionar las interrupciones y el perdernos en nuestras propias historias largas. Y luego, está la puntualidad. El tiempo parece jugar al escondite con nosotras, desapareciendo más rápido de lo que podemos decir, "Estaré allí en un santiamén". Y oh, ¡los lapsos de memoria! Cumpleaños, conversaciones anteriores, notas de agradecimiento: pueden deslizarse por nuestras mentes como un ninja sigiloso. No es que no nos importe; es solo que nuestros pensamientos tienen una forma de hacer sus propias acrobacias.

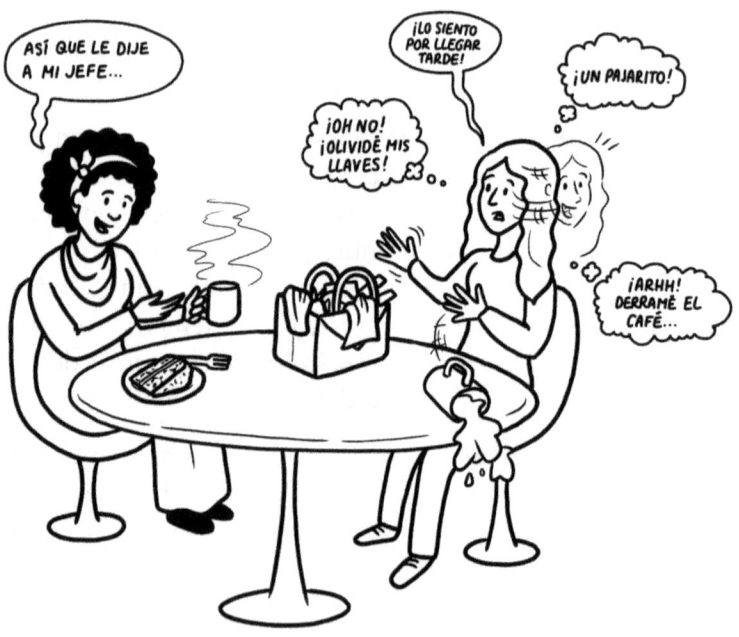

Entonces, ya ves: no nos faltan síntomas que pueden impactar nuestra vida social. Pero profundicemos un poco más en algunos que podrían ser un poco más intrusivos que los demás.

Ganando el Juego de Interrupción

Tenemos este increíble entusiasmo burbujeando dentro de nosotras y simplemente no puede esperar para estallar en la conversación. ¡Somos como granos de maíz listos para reventar en cualquier momento!

Ahora, ¿por qué lo hacemos? Bueno, no es porque no nos importe lo que otros tienen que decir. ¡Todo lo contrario, en realidad! Tememos que si no decimos nuestros brillantes pensamientos de inmediato, podrían deslizarse por las grietas de nuestras mentes ocupadas. Es el afán de compartir nuestras ideas y la preocupación de que las olvidaremos lo que a menudo nos lleva por el camino de interrumpir. Yo sé eso, tú lo sabes, pero tal vez las personas a nuestro alrededor no lo saben.

Entonces, ve y diles ahora. Sí, está bien parar la lectura del libro por un momento. Comencemos reconociendo nuestra tendencia a interrumpir. Comparte el dato divertido con tus amigos, familiares o colegas. Hazles saber que tu entusiasmo a veces te supera. Créeme, apreciarán tu honestidad y quizás incluso lo encuentren encantador.

Ahora, ya leíste anteriormente que mientras estás en el trabajo puedes anotar tus pensamientos para más tarde, pero podría no ser ideal en una cena. Así que cuando te descubras interrumpiendo, es hora de poner en práctica tu elegancia. Después de interrumpir a alguien, rápidamente sigue con un sincero: "Lo siento, ¿qué estabas diciendo?", o tal vez puedas hacer una pregunta reflexiva para mostrar que valoras su aporte. Es como darle a la persona un boleto VIP para saltar de nuevo a la conversación.

Surfeando la Avalancha de Compartir Demasiado

Hablemos de compartir demasiado, ¿de acuerdo? Como campeones del TDAH de conversaciones sinceras, tenemos un talento para abrir las compuertas de la información sin dudarlo. Es como si nuestras bocas estuvieran equipadas con impulsores turbo, listos para revelar todos los detalles jugosos.

Verás, compañeros a quienes les compartimos demasiado, no es que no apreciemos el concepto de límites. Es solo que tenemos este deseo insaciable de conectar con los demás a un nivel más profundo. Llevamos nuestros corazones en la mano y nuestros pensamientos en la lengua, lo que hace difícil contener esos fascinantes fragmentos de nuestras vidas. Al igual que interrumpir entusiastamente, aquellos que te aman probablemente encontrarán encantador si reconoces esta tendencia.

Pero hay formas de navegar las aguas traicioneras del compartir demasiado, con finura y un toque de autoconciencia para otras situaciones.

Primero, evaluemos la situación antes de soltar nuestras anécdotas personales e historias íntimas. ¿Es un entorno apropiado para compartir los detalles íntimos de tu vida? Si no, tómate un momento para contener tu entusiasmo y guarda esas joyas para un momento más adecuado.

Luego, toma una respiración profunda y considera las necesidades y niveles de comodidad de quienes te rodean. No todos pueden estar listos para sumergirse en las profundidades de tus experiencias, por lo que es importante respetar sus límites. Recuerda, se trata de encontrar ese delicado equilibrio entre vulnerabilidad y discreción.

Lidiando con la DSR y el Aislamiento Social

¿Recuerdas la Disforia por Sensibilidad al Rechazo? Ese momento cuando un simple comentario o un rechazo percibido, puede enviar nuestras emociones en un viaje accidentado a la luna. Es como tener un radar emocional hiperactivo.

Imagina que estás en una reunión social, sintiéndote toda emocionada y lista para socializar. Pero de repente, alguien te lanza una mirada, y tu mente se pone en marcha, decodificando cada microexpresión como una señal de rechazo. Empiezas a enredarte en pensamientos como, "Oh no, ¡deben odiarme! ¡Debo haber dicho algo mal! ¡Soy un desastre social!" Y así, te encuentras sintiéndote aislada, incluso en una habitación llena de gente.

Es importante recordar, sin embargo, que tenemos el poder de superarlo. ¿Cómo?, te preguntas. Siendo amables con nosotras mismas y reconociendo que nuestras percepciones no siempre son la realidad. En lugar de saltar a conclusiones y asumir lo peor, desafiemos esos pensamientos negativos con un toque de positividad. ¿Recuerdas esas afirmaciones del Capítulo 4? Bueno, las has practicado, así que son naturales una vez que estás en esa fiesta, ¿verdad?

La próxima vez que te encuentres sintiéndote aislada debido a la DSR, tómate un momento para pausar y reformular esos pensamientos autodestructivos. Recuérdate a ti misma que eres única, amable y digna de conexión. Abraza el hecho de que todos tenemos nuestras propias peculiaridades, y eso es lo que nos hace hermosamente humanos.

2. Haz que dure para siempre... Sociable y comedida.

La amistad es el ingrediente mágico que le da sabor a nuestras vidas. Pero no tan rápido, mis compañeras mariposas sociales; abordemos el ardiente deseo de llenar nuestras agendas con eventos sin fin. ¡Oh, la emoción de socializar sin parar y eventos uno tras otro! Pero espera, porque el ritmo es clave. Hemos aprendido por las malas que sobrecargar nuestros horarios puede llevar a un agotamiento espectacular. Así que recuerda: incluir en tu agenda algo de tiempo de inactividad será muy necesario entre esas reuniones sociales. Se trata de encontrar ese punto dulce entre ser sociable y comedida con tus tiempos.

Encontrando a Tu Gente

Ahora, hablemos de encontrar tu tribu, tu escuadrón, ¡tu equipo neurodivergente! En este vasto mundo digital, hay innumerables comunidades en línea y en la vida real esperando darte la bienvenida con los brazos abiertos. Ya sea una reunión local o un encuentro virtual en redes sociales, descubrirás una vibrante red de almas afines que te entienden y apoyan. Así que únete a algunos grupos, sumérgete en diferentes comunidades y elige la que resuene con tu hermoso y único ser.

Recuerda, las amistades son como jardines que necesitan cuidados. La comunicación es el fertilizante mágico que ayuda a florecer: límites saludables y conversaciones abiertas, son el abono secreto para amistades florecientes. ¿Suena complicado? Sigue leyendo.

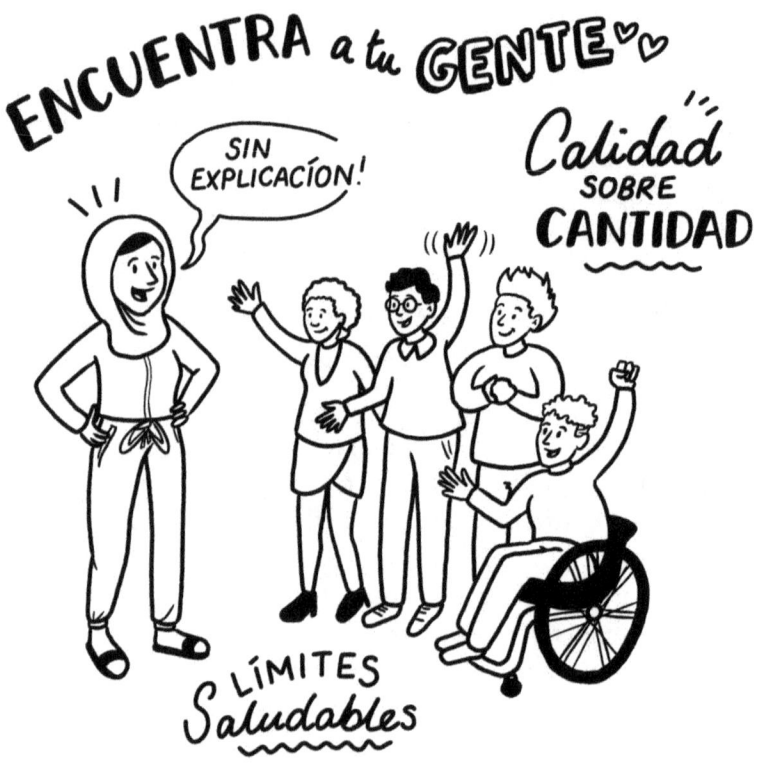

Calidad Sobre Cantidad

En el reino de la amistad, enfócate en la calidad más que en la cantidad. Tu valor no se mide por la cantidad de "amigos" que tienes. En su lugar, vamos a mantener un círculo íntimo de almas simpáticas que nos levantan, y nos hacen sentir como las superheroínas que realmente somos.

Despídete de las relaciones tóxicas que drenan tu energía más rápido que un enchufe defectuoso. Rodéate de personas que te inspiren y apoyen en tu búsqueda de grandeza. Y me atrevo a decir, personas que te quieran tal como eres, interrumpiendo, soñando despierta, compartiendo en exceso y todo.

Límites Saludables

Verás, amiga - ya somos amigas, ¿no? - aquí está la cosa: los límites son como nuestras capas de superheroínas confiables, protegiéndonos de cosas que no se alinean con nuestros deseos, necesidades o valores. Sé que puede ser difícil tanto para nosotras como para la persona del otro lado, pero es hora de ponernos esas capas. Aprender a pedir lo que necesitamos y hablar por lo que nos resulta difícil, es un superpoder que todas podemos y debemos cultivar.

Así que imagina esto: estás con amigos y sugieren ir a un bar ruidoso y lleno de gente. Pero espera, tu cerebro con TDAH sabe que la sobrecarga sensorial no es lo tuyo. Entonces, ¿qué haces? Reúnes el coraje para decir: "Me encantaría pasar tiempo con ustedes, pero prefiero un ambiente más tranquilo. ¿Qué tal si tomamos algo en ese nuevo lugar que no tiene música de fondo?" ¡Boom! Acabas de establecer un límite como un jefe.

¿Ves lo que hicimos ahí? Usamos una fórmula de tres pasos para establecer límites:

1. **El no:** Declara abiertamente lo que no funciona para ti. Es decir, defiende tus necesidades, porque la gente no puede adivinar cuáles son.
2. **El sí**: Deja claro que aprecias la oferta y que no es un rechazo hacia ellos (a menos que lo sea, entonces solo declina educadamente). Ellos también tienen sentimientos.
3. **La contraoferta**: Ofrece una alternativa. Y eso solo si realmente deseas nutrir esa relación. Si no, no hay obligación, simplemente omite este paso.

No somos superheroínas, pero sí tenemos el poder de moldear nuestras interacciones sociales y crear un espacio donde nos sintamos cómodas y respetadas. Puede que tome un poco de práctica, pero establecer límites es una habilidad que vale la pena cultivar ya que es la piedra angular de muchas relaciones.

Complacer a los Demás

Creo que debería escribir un libro entero sobre esto. ¡Nosotras, las mujeres con TDAH, parecemos caer bastante fácilmente en el territorio traicionero de complacer a los demás!

Así que hablemos de la importancia de decir "no". Todas hemos estado allí, tratando de ser todo para todos, haciendo malabares con tareas como una artista de circo. Pero no temas, amiga, porque tenemos el poder de liberarnos de este ciclo agotador.

Ya hemos aprendido la fórmula de tres pasos para establecer límites; ahora veamos los 5 pasos para decir no en cualquier idioma.

1. **Retrasa la respuesta:** Comienza siempre diciendo "Luego te confirmo". A menudo decimos "sí" porque nos sentimos presionadas a dar una respuesta.
2. **Reflexiona**: Tómate el tiempo para pensar en lo que quieres. ¿Es: "ni en un millón de años lo haría", o simplemente no es el momento adecuado, o quizás el entorno adecuado, etc.? Si es lo último, puedes usar la fórmula para establecer límites y ofrecer una alternativa. Si tu pensamiento al respecto es: "nunca", pasa al siguiente paso.
3. **Rechaza educadamente**: Di algo como "Lo siento mucho, no podré ayudarte con esto" o "Me temo que no puedo asistir".
4. **No se necesita explicación**: No ofrezcas una explicación. No tienes que justificarte.
5. **Ayuda**: Pero solo ofreciendo una solución alternativa que no signifique que lo harás más tarde. Significa ayudarles a encontrar otra solución, cómo: "¿Has preguntado a Will?" o "¿Sería posible tomar un taxi? ¿Quieres un número?"

Aprender a decir "no" es otro músculo de superheroína que necesita ejercitarse. Así que, practiquemos el arte fino de declinar educadamente y recuperar nuestro precioso tiempo y energía.

Solo recuerda que establecer límites es simplemente una forma de comunicar nuestras necesidades de manera suave, expresar nuestros límites y afirmarnos amablemente cuando sea necesario. Las amistades deberían ser un baile armónico, no un tira y encoge sin fin.

3. Amor en Tiempos de TDAH

Primero, sumerjámonos en la ciencia detrás de enamorarse. Según los expertos en amor (también conocidos como científicos), la atracción crea una mágica mezcla de dopamina y serotonina en nuestros cerebros. Es como una poción de amor química que hace que nuestros corazones se aceleren y nuestras mentes piensen: "¡Guau, esta persona es increíble!" No es de extrañar que nos sintamos atraídas por la emocionante fuerza del romance.

Así que, con esos golpes de dopamina, el amor en tiempos de TDAH puede convertirse en una montaña rusa de emociones, distracciones y posibilidades infinitas, saltando de una característica sintomática a otra. Todos los sospechosos habituales están aquí: impulsividad, soñar despierta, desregulación emocional, RSD y muchos más. Así que embarquémonos juntas en este viaje salvaje y abordemos las peculiaridades y desafíos que conlleva. ¡Abróchense los cinturones, tortolitas!

5 Hábitos para Construir una Relación Fuerte

Construir una relación fuerte con el TDAH en la mezcla, es como una fiesta de baile donde la coordinación puede no ser siempre nuestro fuerte, ¡pero vaya que aportamos energía! Vamos a explorar algunos pasos esenciales para avanzar hacia una relación saludable y próspera.

1. Asumir la responsabilidad

Primero lo primero, vamos a asumir la responsabilidad. Es importante que ambas partes reconozcan y entiendan cómo el TDAH puede impactar en la relación. Aceptar un sentido de propiedad y trabajar juntos como equipo para navegar por los altibajos.

Se trata de conocerte a tí misma y cómo funcionas. El TDAH no es un pase libre para ser una pesadilla; igualmente, no te hace estúpida o perezosa, por lo que no deberías ser infantilizada. Recuerda, se necesita de dos para bailar tango, y el apoyo mutuo y la comprensión son muy valiosos.

2. Comunicación

La comunicación es el DJ que mantiene el ritmo de la relación fluyendo suavemente. Un diálogo abierto y honesto es la clave. Usa las fórmulas para establecer límites saludables y decir "no" con tu pareja también. Podría verse simplemente así: "Lo siento amor, no puedo escuchar tu historia de trabajo ahora mismo, me interesa, pero estoy organizando una cita, así que si me das dos minutos, podré escucharte adecuadamente".

Ya hemos cubierto cómo manejar conversaciones difíciles en el trabajo, así que cuando sea necesario, puedes recurrir a esos útiles consejos y trucos que también se pueden aplicar en casa.

La comunicación efectiva significa escuchar activamente, expresar necesidades y preocupaciones, y encontrar acuerdos que funcionen para ambos.

3. Planificar el futuro

Discute tus sueños, aspiraciones y objetivos como pareja. Esto ayuda a fomentar un sentido de unidad y dirección, asegurando que ambos estén en la misma página cuando se trata de construir una vida juntos. Es cómo coreografiar una rutina sincronizada que te mantiene moviéndote en armonía. Y sí, puede implicar los objetivos financieros de los que hemos estado hablando.

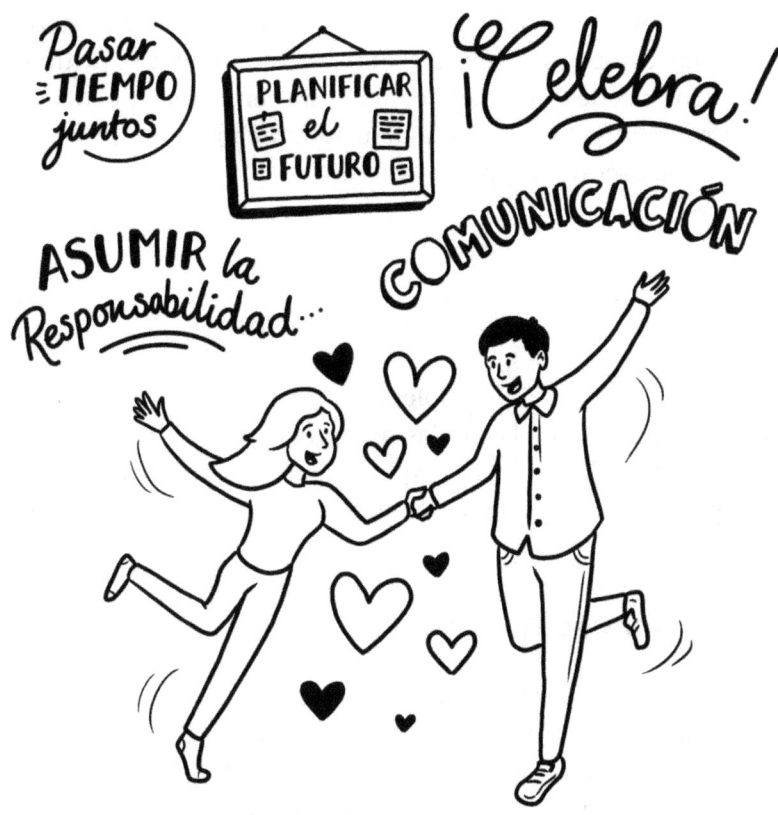

4. ¡Celebra los buenos tiempos!

¡No olvides salir a la pista de baile y celebrar tus fortalezas y logros! Me refiero metafóricamente, pero eres bienvenida a tomarlo literalmente.

El TDAH puede presentar sus desafíos, pero también trae un conjunto único de fortalezas y talentos. Declara lo que funciona y lo que ambos están haciendo bien. Tómate el tiempo para apreciar y reconocer las cualidades positivas del otro.

5. Pasar tiempo juntos

Prioriza el tiempo de calidad juntos, un tiempo cuando te desconectes de las distracciones (sí, el teléfono también) y estés completamente presente. En el torbellino de la vida, es crucial sacar momentos dedicados para la conexión y experiencias compartidas. Ya sea una noche romántica, una escapada de fin de semana o simplemente acurrucarse en el sofá, estos momentos nutren el vínculo entre ustedes. Asúmelo como entrar en el foco de atención: dale a tu relación y a tu pareja la atención que merecen y deja todo lo demás en la oscuridad por unas horas.

4. Sexo, Intimidad y TDAH

"Hablemos de sexo, cariño, hablemos de ti y de mí, hablemos de todas las cosas buenas y las malas que pueden ser..." ¿Okay, no eres fan de Salt-n-Pepa? Está bien. ¡Exploraremos los desafíos, los mitos y, por supuesto, las estrategias alrededor del sexo cuando el TDAH se interpone!

El TDAH y el Sexo: Desafíos y Mitos

A veces, nuestras mentes pueden alejarse más rápido que una pluma en la brisa, lo que hace que sea un desafío mantener el enfoque y la conexión durante esos momentos íntimos. Las comorbilidades, como la ansiedad y la depresión, también pueden añadir un poco más de complejidad a la mezcla. Es como tener unos cuantos bailarines de respaldo adicionales en el escenario, haciendo las cosas más complicadas.

El TDAH también puede impactar en la función sexual y la satisfacción, llevando a dificultades con la excitación, el deseo y el orgasmo. Y a veces, los mayores desafíos no son sexuales sino emocionales y giran en torno a la culpa y la vergüenza.

Una investigación de 2023, publicada en el International Journal of Environmental Research and Public Health, distribuyó una encuesta a 1392 personas, encontró que las personas con TDAH "eran más aventureras en intereses y prácticas sexuales, y sustancialmente menos satisfechas con sus parejas, tanto sexualmente como en general".

Pero oye, ¡no dejemos que eso nos desanime! Entender estos desafíos puede ayudarnos a encontrar soluciones creativas.

El comportamiento sexual impulsivo y la toma de riesgos, a menudo se asocian con el TDAH, y ese mismo estudio lo confirma: "Las mujeres tenían un inicio más temprano de actividades sexuales, usaban anticonceptivos con menos frecuencia, tenían más parejas sexuales y practicaban más infidelidad". Pero solo porque tengamos TDAH no significa que estemos constantemente balanceándonos entre candelabros de citas románticas. De hecho, muchas mujeres con TDAH informan ser hiposexuales, lo que significa que no tienen mucho interés en la actividad sexual.

Lo que es seguro es que, una vez más, no hay suficiente investigación científica sobre el tema. Y una vez más... ¿Pueden adivinar?... ¡Bingo! La investigación existente se centra principalmente en hombres.

Entonces, ¿cómo navegamos por estas aguas turbulentas?

7 Estrategias para Encender Tu Marvin Gaye

O algo así. De todos modos, aquí hay siete consejos que pueden ayudar.

1. Amor propio

No, no ese tipo, aunque, por supuesto, no hay nada malo con eso. Me refiero a lidiar con la vergüenza, la culpa y la desconfianza relacionadas con el TDAH y la sexualidad.

Recuerda, el TDAH es solo una parte de quién eres y no define tu valía o capacidades en el dormitorio. Sé amable contigo misma y usa las herramientas del Capítulo 4 para desafiar cualquier pensamiento negativo o auto-juicio que pueda surgir. Abraza la autoaceptación y enfócate en las fortalezas únicas que aportas a la relación.

2. Comunicación (de nuevo)

Discutir abiertamente nuestros deseos, necesidades y preocupaciones con nuestra pareja ayuda a construir confianza, comprensión e intimidad. Asegúrate de discutir también cualquier desafío que puedas enfrentar, como dificultades con la excitación, el enfoque o la impulsividad. Al compartir tus experiencias, pueden trabajar juntos para encontrar soluciones y hacer ajustes que satisfagan las necesidades de ambos. También ayudará a disipar malentendidos relacionados con la función sexual.

3. Crea tiempo y espacio

El TDAH se maneja bien si hay una estructura, e incorporar rutinas en tus actividades sexuales puede ser beneficioso. Reserva tiempo dedicado para la intimidad, crea un ambiente cómodo y minimiza las distracciones sensoriales tanto como sea posible. Establecer un ambiente predecible puede mejorar el enfoque, reducir la impulsividad y desarrollar un sentido de seguridad y consistencia.

4. Mindfulness y relajación (sí, de nuevo)

La ansiedad y el estrés pueden impactar la función sexual. Participa en ejercicios de mindfulness, como la respiración profunda o la meditación, para calmar tu mente y reducir los pensamientos acelerados. Prioriza el autocuidado, participa en actividades que te ayuden a relajarte y maneja el estrés para crear un ambiente propicio para la intimidad.

Además, ¿recuerdas lo que dijimos sobre el mindfulness? No se trata solo de relajarse y meditar; se trata de llevar tu enfoque al momento. Así que definitivamente puedes aplicarlo aquí. Concéntrate en ese toque, esa mirada, ese sonido. Sí, tienes la idea.

5. Placer

Ahora, abordemos el elefante en el dormitorio: ¡el placer! El TDAH puede poner pequeñas trampas en nuestro camino, pero eso no significa que no podamos tener una vida sexual satisfactoria y placentera. Explorar diferentes técnicas, experimentar con nuevas sensaciones y abrazar un sentido de aventura, pueden agregar un poco más de emoción al dormitorio.

6. Intimidad y conexión

La intimidad no se trata solo del aspecto físico. También abarca la cercanía emocional y una conexión profunda. Fomenta formas de intimidad no sexuales, como el tacto, los abrazos y los gestos afectuosos. Participa en conversaciones significativas, comparte tus sueños y deseos, y escucha activamente los pensamientos y sentimientos de tu pareja.

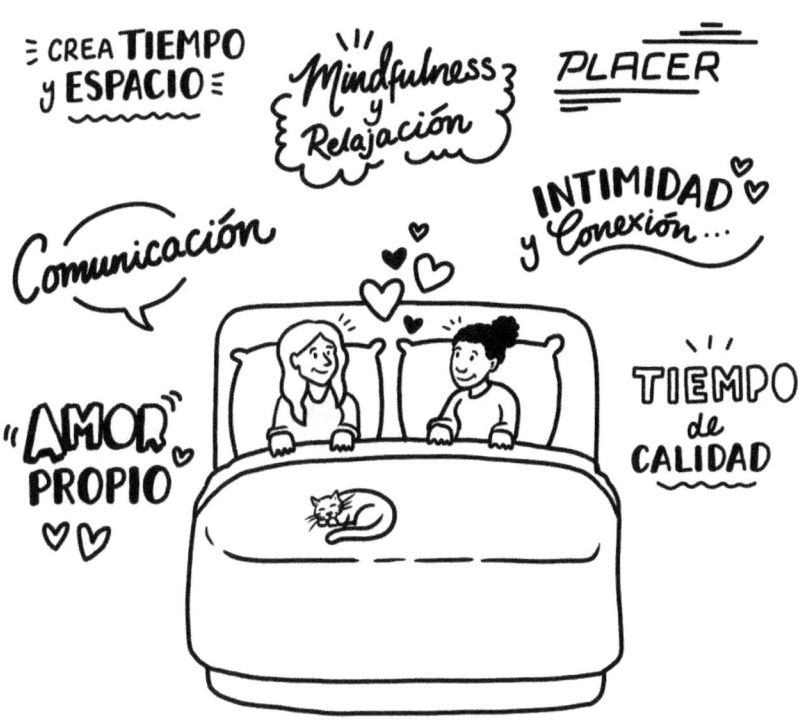

7. Tiempo de calidad

¿Recuerdas cómo el tiempo de calidad puede ayudar a construir una relación fuerte? Bueno, también puede ayudar aquí. Desconéctate de las distracciones como las pantallas, y realmente enfócate en conectar con tu pareja.

Si los síntomas del TDAH impactan significativamente en tu relación sexual, o si hay condiciones comórbidas como la ansiedad o la depresión presentes, considera buscar ayuda profesional. Un terapeuta con experiencia en trabajar con TDAH y salud sexual debería poder proporcionar orientación, apoyo y estrategias específicas adaptadas a tu situación única.

Recuerda, construir intimidad y conexión lleva tiempo y esfuerzo, pero el viaje puede ser divertido y gratificante. Abraza tu singularidad, está dispuesta para aprender y crecer juntos, y disfruta el viaje de profundizar tu vínculo emocional con tu pareja. ¡Tú puedes hacerlo!

conclusión

Y así, mis hermanas con TDAH, hemos llegado al final de esta aventura en espiral a través del mundo del TDAH. Hemos explorado los enredos de ordenar, los peligros de complacer a los demás, cómo encontrar armonía con las hormonas, la magia de la atención plena, el consuelo de la TCC (Terapia Cognitivo Conductual), e incluso los espectaculares detalles del procesamiento sensorial. Ha sido todo un viaje, ¿verdad?

Pero has salido de él armada con un montón de conocimientos y una mirada ligera a nuestras luchas diarias. Ahora estás equipada con todas las herramientas que necesitas para navegar por las costas ventosas del TDAH. Todo lo que necesitas hacer es zarpar con un nuevo sentido de confianza de que tienes todo lo necesario para ese viaje. Claro, habrá grandes olas, quizás incluso tormentas. ¿Quién sabe? La vida sucede. Incluso podrías perderte un poco.

Pero ahora que esas herramientas son tuyas, confía en que siempre puedes abrir la caja de herramientas y elegir la perfecta para ti. Recuerda, manejar el TDAH es un baile: a veces gracioso y a veces completamente caótico, pero siempre únicamente tuyo.

Así que mientras avanzas hacia el mundo salvaje y maravilloso que te espera, que tus niveles de dopamina se disparen, tus funciones ejecutivas permanezcan agudas y tu creatividad impulsada por el

TDAH ilumine el cielo. Que encuentres paz en medio del desorden, alegría en el caos de la cocina, y triunfo en tu propia manera especial de hacer las cosas.

Siempre recuerda que no estás sola en esta montaña rusa del TDAH. Acepta tus peculiaridades, celebra tus fortalezas y siempre mantén cerca el sentido del humor. Que tus días estén llenos de enfoque, tu sueño sea reparador, tus sueños alcancen nuevas alturas, y tu viaje sea tan colorido y vibrante como tu brillante mente infundida con TDAH.

Sigue rockeando y rodando, y siempre abraza las peculiaridades que te hacen tan únicamente tú. La vida puede lanzarte una o dos curvas, pero con determinación y un toque de atención plena, conquistarás cualquier desafío que se presente en tu camino.

¡Pero espera! Antes de que te lances a tus nuevas aventuras con TDAH, tengo otra petición para ti. Si este libro te ha ayudado a desenredar los nudos, encontrar claridad en medio del caos, y te ha equipado con las herramientas para navegar por los giros y vueltas del TDAH, te invito a compartir tu experiencia dejando una reseña en Amazon. Tus palabras tienen el poder de inspirar a otras que buscan consuelo y apoyo en sus propios viajes con TDAH.

Dejar una reseña es tan fácil como un movimiento de muñeca. Simplemente dirígete a la página del libro en Amazon, desplázate hacia abajo hasta la sección "Reseñas de clientes" y haz clic en el botón "Escribir una reseña de cliente". Luego, abre tu corazón como lo harías hablando con una amiga, comparte tus percepciones y tus partes favoritas, y deja que el mundo sepa cómo este libro ha marcado una diferencia en tu vida.

Al dejar una reseña honesta, te conviertes en una luz guía, ayudando a otras compañeras con TDAH a encontrar el apoyo y los recursos que necesitan. Tus palabras pueden ser el faro que las guíe hacia la claridad y la confianza. Juntas, creemos una comunidad de empoderamiento y comprensión donde cada mujer con TDAH pueda encontrar las herramientas y la orientación que merece.

Con energía sin límites y gratitud infinita,

Estelle Rose

cómo dejar una reseña

¿Estás lista para compartir el amor de Empowered ADHD y apoyar a otras mujeres para prosperar en sus propios viajes con TDAH?

Dejar una reseña en Amazon es tan fácil como 1-2-3:

1. Visita la página del libro en Amazon.
2. Desplázate hacia abajo hasta la sección "Opiniones de clientes".
3. Haz clic en el botón "Escribir una opinión de cliente".

Una vez que estés allí, habla con el corazón como si estuvieras hablando con una amiga. Aquí tienes algunas ideas para empezar:

- Comparte tus percepciones y partes favoritas del libro.
- Describe cómo el libro ha marcado una diferencia en tu vida.
- Describe el tono del libro y qué lo hace especial.

¡Siéntete libre de ser creativa! A veces las imágenes hablan más que las palabras, así que añade una foto o un video para complementar tu reseña y hacerla más personal.

Para dejar una reseña, por favor visita: Para dejar una reseña, visita: mybook.to/tdahesprint

También puedes escanear el código QR a continuación para ir directamente a la página de reseñas.

Despierta esa sensación cálida y agradable de empoderar a otras y desbloquear una fuerza colectiva que eleva a todas las involucradas.

Tu reseña auténtica tiene el poder notable de encender una chispa dentro de otras, guiándolas hacia el apoyo y los recursos que anhelan.

Tu contribución es un instrumento para crear este viaje transformador de empoderamiento. Cada mujer luchando con TDAH puede encontrar consuelo, orientación y un sentido de pertenencia.

Muchas gracias por ser una parte esencial de este viaje empoderador.

NO ES MUY TARDE

Consigue tu
Paquete de Planificador para el TDAH,
el compañero perfecto de este libro,
para comenzar a tomar control de tu tiempo,
pensamientos acelerados y emociones
inmediatamente.

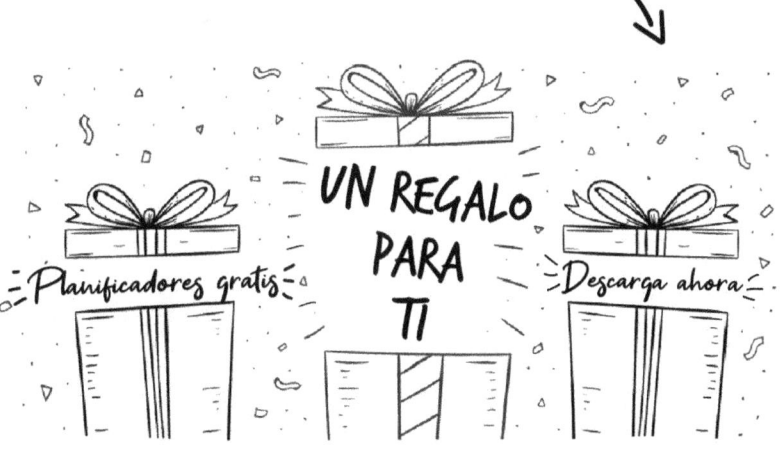

UN REGALO PARA TI
Planificadores gratis
Descarga ahora

DESCARGA AHORA

Sigue este enlace:
bit.ly/planificadoresempoderados

o escanea el código QR

sobre la autora

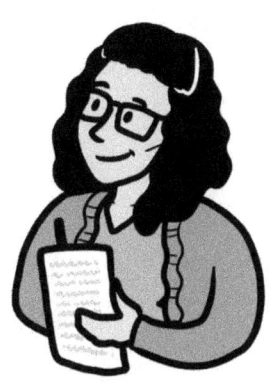

Estelle Rose, autora de Empowered Women with ADHD y Brain-Boosting Food for Women with ADHD, está dedicada a ayudar a las mujeres con TDAH a prosperar.

Sus guías proporcionan estrategias prácticas para manejar los síntomas y alcanzar objetivos. Con un diagnóstico tardío, Estelle comprende los desafíos únicos del TDAH.

Exploró la psicología, terapias, neurociencia, autohipnosis, meditación, nutrición y coaching, obteniendo valiosas percepciones para manejar su propio TDAH. Esta experiencia transformadora alimentó su deseo de compartir sus experiencias y conocimientos con otras.

La escritura de Estelle es compasiva, perspicaz e informativa, ofreciendo consejos prácticos y estrategias. Su estilo cálido y atractivo proporciona recursos invaluables para mujeres en todas las etapas de su viaje con TDAH.

El compromiso de Estelle con empoderar a las mujeres con TDAH brilla a través de sus obras, ayudando a las mujeres con TDAH a prosperar y abrazar sus fortalezas únicas, y haciendo que sus libros sean esenciales, tanto para aquellas recién diagnosticadas como para quienes han vivido con la condición durante años.

referencias

ADDITUDE EDITORS. (2023, June 5). *PMS and ADHD: How the Menstrual Cycle Intensifies Symptoms*. ADDitude. https://www.additudemag.com/pms-adhd-hormones-menstrual-cycle/

Antiglio, D. (2018). *The Life-Changing Power of Sophrology: A practical guide to reducing stress and living up to your full potential*. Hachette UK.

Beheshti, A., Chavanon, M., & Christiansen, H. (2020). *Emotion dysregulation in adults with attention deficit hyperactivity disorder: a meta-analysis*. BMC Psychiatry, 20(1). https://doi.org/10.1186/s12888-020-2442-7

Christiansen, L. (2020). *Effects of Exercise on Cognitive Performance in Children and Adolescents with ADHD: Potential Mechanisms and Evidence-based Recommendations*. Drcmr. https://www.academia.edu/42427312/Effects_of_Exercise_on_Cognitive_Performance_in_Children_and_Adolescents_with_ADHD_Potential_Mechanisms_and_Evidence_based_Recommendations

Clear, J. (2018). *Atomic Habits: An Easy & Proven Way to Build Good Habits & Break Bad Ones*. National Geographic Books.

Comorbidity of attention deficit hyperactivity disorder with conduct, depressive, anxiety, and other disorders. (1991). American Journal of Psychiatry, 148(5), 564–577. https://doi.org/10.1176/ajp.148.5.564

Creswell, J. D., Dutcher, J. M., P. Klein, W. M., Harris, P. R., & Levine, J. M. (2013). *Self-Affirmation Improves Problem-Solving under Stress.* PLOS ONE, 8 (5), e62593. https://doi.org/10.1371/journal.pone.0062593

Dol, K. S. (2019). *Effects of a yoga nidra on the life stress and self-esteem in university students.* Complementary Therapies in Clinical Practice, 35, 232–236. https://doi.org/10.1016/j.ctcp.2019.03.004

Dorani, Brown, Bijlenga, F., Thomas, Sarah. (2018). *Premenstrual Symptoms in Women with ADHD: A Comparison with Women Without ADHD.* Journal of Clinical Psychology, 74(12), 1283–1293. https://doi.org/10.1002/jclp.22561

Ferreira-Vorkapic, C., Borba-Pinheiro, C. J., Marchioro, M., & Santana, D. O. (2018). *The impact of yoga Nidra and seated meditation on the mental health of college professors.* International Journal of Yoga, 11(3), 215. https://doi.org/10.4103/ijoy.ijoy_57_17

Galantino, M. L., Tiger, R., Brooks, J. D., Jang, S., & Wilson, K. (2019). *Impact of Somatic Yoga and Meditation on Fall Risk, Function, and Quality of Life for Chemotherapy-Induced Peripheral Neuropathy Syndrome in Cancer Survivors.* Integrative Cancer Therapies, 18, 153473541985062. https://doi.org/10.1177/1534735419850627

Gaume, J., Heather, N., Tober, G., & McCambridge, J. (2018). *A mediation analysis of treatment processes in the UK Alcohol Treatment Trial.* Journal of Consulting and Clinical Psychology, 86(4), 321–329. https://doi.org/10.1037/ccp0000287

Goering, S. (2015).

Rethinking disability: the social model of disability and chronic disease. Current Reviews in Musculoskeletal Medicine, 8(2), 134–138. https://doi.org/10.1007/s12178-015-9273-z

Green, R. (2022). *ADHD Symptom Spotlight: Emotional Dysregulation.* Verywell Mind. https://www.verywellmind.com/adhd-symptom-spotlight-emotional-dysregulation-5219946

Hinshaw, S. P., Nguyen, P., O'Grady, S. M., & Rosenthal, E. (2021). Annual Research Review: Attention-deficit/hyperactivity disorder in girls and women: underrepresentation, longitudinal processes, and key directions. *Journal of Child Psychology and Psychiatry*, 63(4), 484–496. https://doi.org/10.1111/jcpp.13480

Humphreys, K. L., McGoron, L., Sheridan, M. A., McLaughlin, K. A., Fox, N. A., Nelson, C. A., & Zeanah, C. H. (2015). *High-Quality Foster Care Mitigates Callous-Unemotional Traits Following Early Deprivation in Boys: A Randomized Controlled Trial.* Journal of the American Academy of Child and Adolescent Psychiatry, 54(12), 977–983. https://doi.org/10.1016/j.jaac.2015.09.010

Hwang, W. J., Lee, T. Y., Kim, N. S., & Kwon, J. S. (2021). The Role of Estrogen Receptors and Their Signaling across Psychiatric Disorders. *International Journal of Molecular Sciences*, 22(1), 373. https://doi.org/10.3390/ijms22010373

Kelly, K., & Ramundo, P. (2006). *You Mean I'm Not Lazy, Stupid or Crazy?!: The Classic Self-Help Book for Adults with Attention Deficit Disorder.* Simon and Schuster.

Ko, E. M., Lim, W. E., & Griffiths, M. D. (2020). *The Impact of Social Media on Individuals with ADHD: A Systematic Review and Meta-Analysis.* Cyberpsychology, Behavior, and Social Networking, 23(1), 1–10. https://doi.org/10.1089/cyber.2019.29021

Kuo, F. Y., & Taylor, A. B. (2004). *A Potential Natural Treatment for Attention-Deficit/Hyperactivity Disorder: Evidence From a National Study.* American Journal of Public Health, 94(9), 1580–1586. https://doi.org/10.2105/ajph.94.9.1580

Linehan, M. M., Dimeff, L. A., Reynolds, S. A., Comtois, K. A., Welch, S. S., Heagerty, P. J., & Kivlahan, D. R. (2002). *Dialectical behavior therapy versus comprehensive validation therapy plus 12-step for the treatment of opioid dependent women meeting criteria for borderline personality disorder.* Drug and Alcohol Dependence, 67(1), 13–26. https://doi.org/10.1016/s0376-8716(02)00011-x

Linehan, M. M., Schmidt, H. J., Dimeff, L. A., Craft, J. C., Kanter, J. W., & Comtois, K. A. (1999). *Dialectical Behavior Therapy for Patients with Borderline Personality Disorder and Drug-Dependence.* American

Journal on Addictions, 8(4), 279–292. https://doi.org/10.1080/105504999305686

Managing Money and ADHD: Money Management Schedule - CHADD. (2019, February 26). CHADD. https://chadd.org/for-adults/managing-money-and-adhd-money-management-schedule/

Mitchell, J. C., Zylowska, L., & Kollins, S. H. (2015). *Mindfulness Meditation Training for Attention-Deficit/Hyperactivity Disorder in Adulthood: Current Empirical Support, Treatment Overview, and Future Directions.* Cognitive and Behavioral Practice, 22(2), 172–191. https://doi.org/10.1016/j.cbpra.2014.10.002

Pacheco, D., & Pacheco, D. (2023). *ADHD and Sleep.* Sleep Foundation. https://www.sleepfoundation.org/mental-health/adhd-and-sleep

Pcc, L. R. (2021, September 17). *How to Declutter with an ADHD Brain: Organization Solutions for Real Life.* ADDitude. https://www.additudemag.com/slideshows/how-to-declutter-adhd/

Pew Research Center. (2023, May 17). *Many US Twitter users have taken a break from Twitter, and some may not use it a year from now.* Pew Research Center. https://www.pewresearch.org/short-reads/2023/05/17/majority-of-us-twitter-users-say-theyve-taken-a-break-from-the-platform-in-the-past-year/

Reid, R. L., Hakendorf, P., & Prosser, B. (2002). *Use of Psychostimulant Medication for ADHD in South Australia.* Journal of the American Academy of Child and Adolescent Psychiatry, 41(8), 906–913. https://doi.org/10.1097/00004583-200208000-00008

Rose, E. (2023). *Brain-Boosting Foods for Women with ADHD: Improve Concentration, Motivation, Mood, and Memory.* Rosali Publishing.

Schnitzler, A., & Gross, J. (2005). *Normal and pathological oscillatory communication in the brain.* Nature Reviews Neuroscience, 6(4), 285–296. https://doi.org/10.1038/nrn1650

Stevens, L. M., Kuczek, T., Burgess, J., Hurt, E., & Arnold, L. E. (2011). *Dietary Sensitivities and ADHD Symptoms: Thirty-five Years of*

Research. Clinical Pediatrics, 50(4), 279–293. https://doi.org/10.1177/0009922810384728

Strang, J.F., Kenworthy, L., Dominska, A. et al. Increased Gender Variance in Autism Spectrum Disorders and Attention Deficit Hyperactivity Disorder. *Arch Sex Behav* 43, 1525–1533 (2014). https://doi.org/10.1007/s10508-014-0285-3

Thapar, A., & Cooper, M. (2016). *Attention deficit hyperactivity disorder.* The Lancet, 387(10024), 1240–1250. https://doi.org/10.1016/s0140-6736(15)00238-x

Thapar, A., Cooper, M., Eyre, O., & Langley, K. (2013). *Practitioner Review: What have we learnt about the causes of ADHD?* Journal of Child Psychology and Psychiatry, 54(1), 3–16. https://doi.org/10.1111/j.1469-7610.2012.02611.x

Thrower, E., Cheung, A. S., Pang, K. C., & Zajac, J. D. (2020). *Prevalence of Autism Spectrum Disorder and Attention-Deficit Hyperactivity Disorder Amongst Individuals with Gender Dysphoria: A Systematic Review.* Journal of Autism and Developmental Disorders, 50(3), 695–706. https://doi.org/10.1007/s10803-019-04298-1

Vysniauske, R., Verburgh, L., Oosterlaan, J., & Molendijk, M. L. (2020). *The Effects of Physical Exercise on Functional Outcomes in the Treatment of ADHD: A Meta-Analysis.* Journal of Attention Disorders, 24(5), 644–654. https://doi.org/10.1177/1087054715627489

Wolcott M. D. (2022). *Damaged, discouraged and defeated? How mindset may offer hope for healing.* Medical education, 56(5), 477–479. https://doi.org/10.1111/medu.14740

Yildirim, B. I., Fiş, N. P., Akgül, G. Y., & Ayaz, A. S. (2017). *Gender dysphoria and attention problems: possible clue for biological underpinnings.* Psychiatry and Clinical Psychopharmacology, 27(3), 283–290. https://doi.org/10.1080/24750573.2017.1354417

Young, S., Klassen, L. J., Reitmeier, S. D., Matheson, J. D., & Gudjonsson, G. H. (2023). Let's Talk about Sex… and ADHD: Findings from an Anonymous Online Survey. *International Journal of Environmental Research and Public Health*, 20(3). https://doi.org/10.3390/ijerph20032037

Zylowska, L., Ackerman, D. L., Yang, M. C., Futrell, J. L., Horton, N. L., Hale, T. S., Pataki, C., & Smalley, S. L. (2008). *Mindfulness Meditation Training in Adults and Adolescents With ADHD.* Journal of Attention Disorders, 11(6), 737–746. https://doi.org/10.1177/1087054707308502

Zylowska, L., & Siegel, D. J., MD. (2012). *The Mindfulness Prescription for Adult ADHD: An Eight-step Program for Strengthening Attention, Managing Emotions, and Achieving Your Goals.* Shambhala Publications.

www.ingramcontent.com/pod-product-compliance
Lightning Source LLC
Chambersburg PA
CBHW051549020426
42333CB00016B/2167